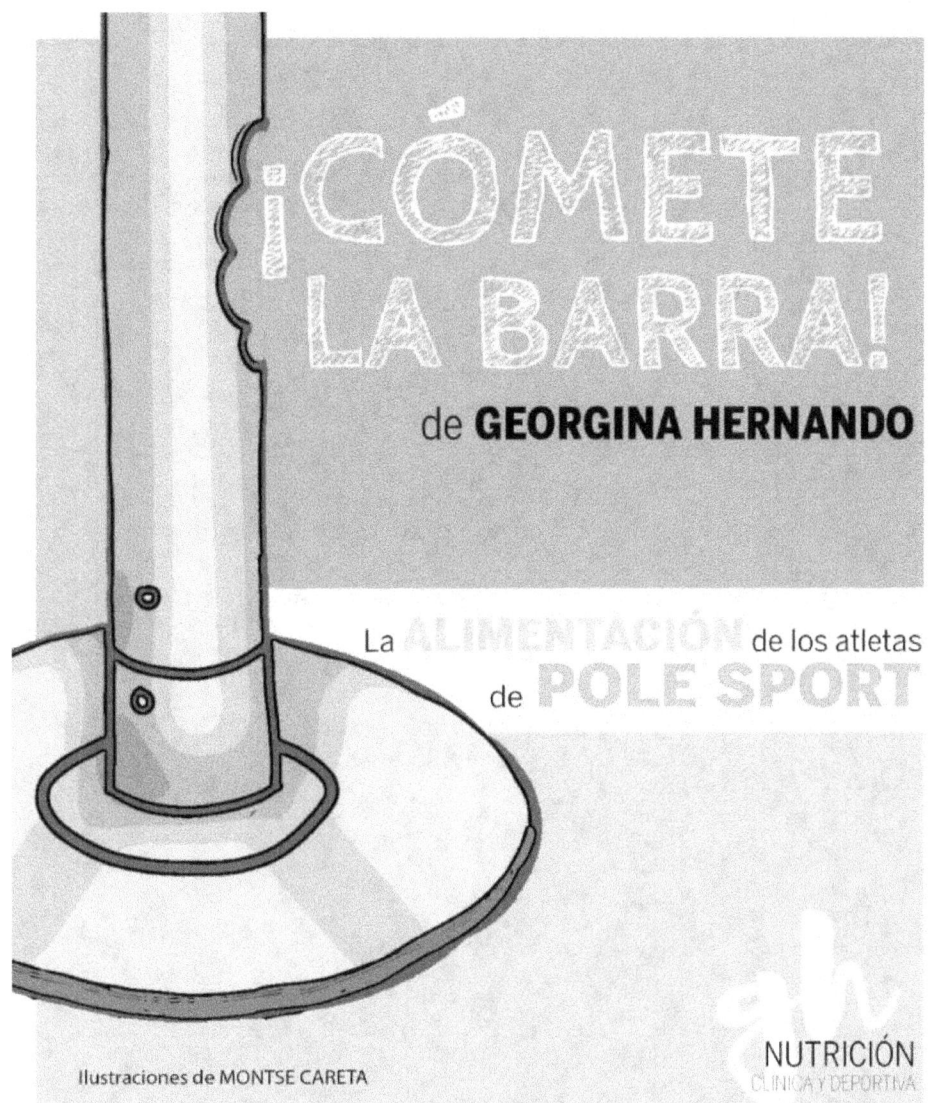

¡CÓMETE LA BARRA!

de **GEORGINA HERNANDO**

La **ALIMENTACIÓN** de los atletas de **POLE SPORT**

Ilustraciones de MONTSE CARETA

gh
NUTRICIÓN
CLÍNICA Y DEPORTIVA

¡Cómete la barra!
La alimentación de los atletas de Pole Sport

Georgina Hernando

Ilustraciones:
Montse Careta

© Georgina Hernando
 ¡Cómete la barra!
La alimentación de los atletas de Pole Sport

ISBN papel: 9781090566744

Impreso en España

*A todas esas personas
que nos ayudan a creer
en nosotros mismos.*

Agradecimientos

En primer lugar, quiero agradecer a mi "cali" por animarme y empujarme siempre a dar rienda suelta a mis ideas y confiar en mis posibilidades. Gracias por apoyarme en todo, hasta en lo absurdo. ¡Te quiero!

Quiero gradecer a mis padres, hermano and sista por sus consejos, por esa confianza y ánimos para llevar a cabo cualquier proyecto que se me ocurre. Bro, gracias por tus críticas constructivas y por ayudar en la revisión. Gracias, familia, por ese apoyo incondicional. Os quiero.

Por su puesto a Cris, si no hubieras tirado del hilo, este proyecto aún estaría en mi ordenador, gracias por todas esas horas y consejos que valoro ya sabes cuánto: infinitamente. Mil gracias.

Y gracias a Montse que le ha dado color y vida a este libro con sus preciosas creaciones, que seguro que os enamorarán. Gracias Montse, ¡eres una artistaza!

Manelito, muchas gracias por dedicar un momento de tu escaso tiempo a diseñar una portada con ese arte que te caracteriza, estoy más que agradecida y ¡super contenta con el resultado!

Gracias, como no, a mi "señu" como dice mi cali, de Pole Sport, porque si no me hubieras pedido "un artículo" sobre qué comer para ganar flexibilidad en el pole, no me hubiera liado con todo esto. Gracias por partida doble porque también es gracias a ti que valoro y amo este deporte.

Pedro, gracias también, ¡por el título! Recuerdo cuando se te ocurrió, super espontáneamente, y nos encan-

tó a todos los presentes.

Gracias a todas y todos los que habéis estado apoyándome, preguntando, interesándoos, aportando ideas y valorando el esfuerzo que ha requerido que este proyecto viera la luz. El simple interés ha sido una de las gasolinas más importantes para que pudiera seguir en marcha con ello. ¡GRACIAS A TODOS!

Índice

¡Cómete la barra!

Introducción

¡Enhorabuena! Si eres el/la propietario/a de este ejemplar de *¡Cómete la barra! La alimentación de los atletas de Pole sport,* tengo que felicitarte, por dos motivos:

1.- Amas este magnífico deporte tanto como para querer mejorar en cualquier aspecto de tu vida por él. ¡Eres muy *pole adicto!* ☺

2.- Sabes lo importante que es seguir unas buenas pautas de alimentación para tu rendimiento y salud, y no solo lo sabes sino que te has propuesto aprenderlas y seguirlas, así que de nuevo, ¡enhorabuena!

La alimentación de un deportista, sea de la disciplina que sea, debe estar correctamente pensada y calculada para que pueda cubrir las necesidades nutricionales (de energía, de vitaminas y minerales, proteínas, grasas, hidratos de carbono, de hidratación) según la edad que tenga, del sexo que sea, del tipo de ejercicio que realiza, el número de entrenamientos semanales... con tal de sumarse a otros dos pilares fundamentales para conseguir el éxito: el descanso y los entrenos.

Practicar ejercicio repercute en las necesidades nutricionales de la persona. Por un lado, mejora la absorción de los nutrientes, pero a la vez se pierden otros. Por otro lado, se crea una demanda energética diferente a la de una persona sedentaria que se produce básicamente para reparar, regenerar y mantener los tejidos.

Este libro pretende ser un manual general en el que vas a encontrar explicaciones sobre los nutrientes, necesidades, especificaciones para casos concretos y menús de ejemplo. Por su puesto, como nutricionista, debo aclarar que, para lograr el máximo rendimiento en entrenos y competiciones, tu dieta debe estar adaptada a las necesidades, gustos y características individuales y para ello es importante que siempre que quieras seguir cualquier plan de alimentación con el objetivo de mejorar al máximo tu rendimiento, te pongas en manos de profesionales dietistas-nutricionistas colegiados.

Espero que este libro te sea de gran utilidad para conocer las necesidades y la importancia de una buena alimentación en Pole sport y desees tanto como yo ver lo que es capaz de hacer y aguantar tu cuerpo con la barra si lo cuidamos desde dentro. ¡Vamos a empezar!

1 La importancia de la alimentación en los deportistas

El Pole, que engloba las diferentes disciplinas que son el Pole Sport, Pole Dance, Pole Exotic o Pole Fitness, es un deporte que consiste en realizar movimientos acrobáticos en la barra vertical o tubo, con movimientos del cuerpo que acompañan a la música de manera artística.

El Pole sport requiere elasticidad, fuerza y resistencia para ejecutar las figuras que siguen una escala de puntuación mediante la cual los jueces, pueden evaluar y valorar los ejercicios que realiza el atleta durante su competición.

Ésta práctica está ahora en vías de que sea reconocida como deporte olímpico, para lo cual las federaciones de todos los países están desempeñando un gran trabajo, amparadas y aconsejadas por el organismo internacional que regula esta disciplina: la International Pole Sports Federation (IPSF).

Para ello, entre otras cosas, se debe cumplir con la normativa de la Agencia Mundial Antidopaje, en la que la IPSF ya está adherida y cumpliendo con el reglamento realizando los controles correspondientes en cada competición.

Hay personas que creen que para empezar a practicar este deporte hay que "estar delgado" o "fuerte" … lo cierto es que no es necesario tener ninguna forma ni condición física para iniciarse. Para que en un deporte, sea cual sea, el atleta pueda rendir de manera satisfactoria, hay que tener en cuenta varios factores: la genética, el entrenamiento adecuado, la voluntad y la alimentación adaptada.

Tanto si eres un atleta de Pole sport profesional como uno aficionado, tanto si tienes 18 años, como 55, está claro que la alimentación es un factor modificable que puede contribuir al éxito de tu rendimiento para este deporte.

No todos los deportes son iguales, por ende, no todos los deportistas tienen las mismas exigencias ni necesitan los mismos nutrientes. Estar bien informado, ponerse en manos de un experto que conozca el Pole sport y que pueda adecuar tu dieta a las necesidades de tu práctica deportiva es lo que te asegurará un grado más hacia tu camino al éxito.

Este libro es un manual básico con el que pretendo que conozcas qué requerimientos tenemos como atletas de Pole sport y de qué manera una alimentación adaptada te ayuda a recuperarte mejor y más rápido entre entreno y entreno, aumentando de esta manera tu rendimiento en general.

Por eso es importante empezar desde cero, comprendiendo qué necesidades tenemos como personas y como atletas, como las satisfacemos y de dónde conseguimos todo lo que necesitamos para esto. ¡Prometo hacerlo ameno!

Vamos a empezar por diferenciar dos conceptos que creemos muy similares: alimentación y nutrición.

La alimentación es el acto de ingerir alimentos. Es un acto que realizamos voluntariamente, de manera externa y consciente y es controlable. Somos conscientes de qué alimento comemos: tenemos la capacidad y libertad de escoger qué vamos a comer (una fruta, un lácteo...), y de qué manera (crudo, cocinado...), cómo, cuánto, cuándo lo vamos a ingerir. Además, es un acto que podemos controlar: desde el momento en que escogemos ese alimento hasta que lo introducimos en la boca, es algo que hemos decidido, hemos procesado el alimento si era necesario y hemos llevado a cabo todo este proceso sólo por nosotros mismos, porque hemos querido que así sea.

Sin embargo, la nutrición es el proceso por el cual nuestro organismo consigue los nutrientes necesarios para realizar correctamente todas sus funciones básicas. Este es un acto interno, involuntario, inconsciente e incontrolable.

En este caso, a partir del momento en el que hemos ingerido los alimentos, estos van a ser troceados en las porciones más mínimas, para poder extraer de ellos "los nutrientes". Esto, no lo podemos controlar más allá de la masticación, de la misma manera que tampoco podemos decidir qué nutrientes queremos aprovechar de ese alimento. No podemos escoger si queremos absorber sólo los hidratos de carbono, o sólo las vitaminas. Ni podemos controlar cuándo los vamos a absorber, ni qué cantidad, cuándo los vamos a usar, o a qué células los vamos a mandar.

¿Y por qué es importante todo esto?

Pues porque si queremos aportar los mejores nutrientes al organismo, debemos saber escoger bien los alimentos que nos los van a aportar. Es igual de importante conocer qué nutrientes nos aporta cada alimento, como también saber qué nutrientes puede necesitar mi cuerpo. Así, si comemos los alimentos que nos los aporten, distribuidos según el momento del día en el que nos encontramos (no necesitamos lo mismo cuando estamos recién levantados, que cuando hemos acabado nuestro entreno, por ejemplo), vamos a asegurar que se absorban y se utilicen correctamente y alcanzaremos de manera más rápida los objetivos que nos hemos marcado (mayor definición, mayor rendimiento, mayor agilidad, mayor flexibilidad...).

Los nutricionistas solemos decir que no existen alimentos buenos ni malos. Y cuando decimos esto, suelen preguntarnos: "¿un croissant no es malo?" "y las manzanas entonces, ¿no son buenas?". Nuestra "sana" costumbre de pronunciar esta frase es precisamente porque en una alimentación equilibrada, todos los alimentos tienen cabida. Sí, todos. En su justa medida. Por supuesto, es evidente que la composición nutricional del croissant no es para tirar cohetes, pero un croissant una vez al mes no me va a hacer nada si el resto de la alimentación que sigo diariamente es equilibrada.

Una manzana, está considerada como un alimento buenísimo. Pero comer sólo manzanas todos los días no es nada saludable pues estaré privando a mi organismo de otros nutrientes que necesita y que me aportan otros alimentos diferentes... Por lo tanto: no podemos decir que hay alimentos "buenos" ni alimentos "malos". Lo ideal es siempre buscar el equilibrio en nuestra dieta, ser conscientes de qué alimentos no son de consumo habitual y qué alimentos sí, e ir encajando las piezas para conseguir comer de todo, en su justa medida.

Vamos a hablar de nutrientes y de alimentación o dieta equilibrada. La palabra "dieta", proviene del griego y significa "régimen de vida, plan de vida". Por lo tanto, si no tenemos ningún problema de salud, seguir una dieta planificada es el camino hacia el objetivo que tengamos pensado, una fase de aprendizaje e incorporación de buenas pautas hacia una alimentación equilibrada. Y no por ello debe ser sacrificada ni pesada, pues comer es un placer y... ¡no debemos renunciar a él!

¿Qué tipo de nutrientes existen?

Los alimentos, al entrar en nuestro organismo, se descomponen en piezas más pequeñas, que son las que nuestro cuerpo va a utilizar según su necesidad. Estas piezas son "los nutrientes".

Hay diferentes tipos de nutrientes y todos son necesarios en su medida. Para clasificarlos se dividen en macronutrientes y micronutrientes.

Los macronutrientes (*makro* en griego significa *grande*) son aquellos nutrientes que, entre otras cosas, nos aportan energía. En este grupo encontramos las proteínas, los hidratos de carbono y las grasas. Podemos decir que, como ejemplo, son los que le aportan la "gasolina" al cuerpo para que el motor arranque y se mantenga en funcionamiento.

Los micronutrientes en cambio, son nutrientes acalóricos: no aportan energía (kilocalorías), pero su consumo garantiza el buen funcionamiento de nuestro organismo, porque participan en reacciones importantes. Podríamos decir que son los responsables de mantener el motor engrasado, para que funcione perfectamente. En este grupo encontramos los minerales, las vitaminas, la fibra y el agua.

Dentro de cada uno de estos grupos, no todos los nutrientes hacen lo mismo...

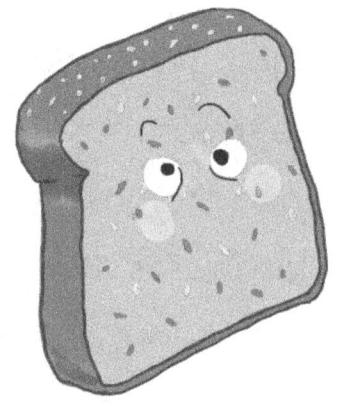

Los hidratos de carbono:

También se les llama glúcidos o azúcares y son una fuente importante de energía que se debe aportar al organismo a través de la alimentación.

Aunque sí que es verdad que el consumo de estos hidratos en exceso puede provocar una acumulación de grasa innecesaria, lo cierto es que consumidos en su medida a lo largo del día, son esenciales para ayudar a quemar la grasa ya que intervienen en su metabolismo; evitan el desgaste de proteínas y evitan la acidosis.

Otra cosa a tener en cuenta de estos hidratos, es que en función del tipo que sean, estos se absorben con mayor o menor velocidad en nuestro cuerpo, cambiando así su funcionalidad.

- <u>Hidratos de absorción rápida</u>: son los azúcares simples. Cuando hacemos una ingesta elevada de este tipo de hidratos, estos pasan muy rápido a la sangre. El organismo no está preparado para usarlos todos a la vez, con lo que una parte los destina a hacer reservas de energía en el hígado (glucógeno) y el resto lo transforma en grasa. ¿Son malos estos hidratos? No. Como hemos visto anteriormente, en su medida no, y además hay que saber escoger. Estos hidratos consumidos con moderación, pueden ayudarnos en momentos puntuales, por ejemplo unos minutos antes de una competición, o en una dieta de carga. Así ayudamos a generar reservas de glucógeno que serán nuestra energía durante la competencia. En este caso priorizaremos frutas y lácteos para obtener este tipo de azúcares, por delante de azúcar refinado que podemos encontrar en galletas, bollería, golosinas, el azúcar común, mermeladas...

- <u>Hidratos de absorción lenta</u>: conocidos como azúcares o hidratos complejos. Estos azúcares (celulosa, almidón...) se absorben de manera muy lenta en el organismo.

Este tipo de hidratos debe predominar en la dieta y se suele aconsejar su consumo en las comidas principales (desayuno, comida y cena) pues el aporte de energía que nos da al cuerpo es gradual en las horas posteriores a la ingesta y esto nos ayuda a llegar bien y cumplir con actividades y funciones hasta la siguiente comida. Si ingerimos la cantidad adecuada en cada comida, no se producen picos de azúcar en la sangre y el cuerpo es capaz de ir usándolo durante algunas horas sin verse obligado a tener que reservarlo en forma de grasa.

1 gramo de hidratos nos aporta 4 calorías.

La recomendación de consumo actual en una dieta estándar por persona y día es que un poco más de la mitad o un 60% de las calorías totales que se ingieren, provenga de los hidratos de carbono. Luego veremos cómo deben ajustarse la cantidad de este y el resto de nutrientes en una dieta para la práctica de Pole sport.

¿Qué alimentos aportan hidratos de carbono?

Los alimentos más ricos en este nutriente son el arroz, la patata, la pasta, los cereales (del desayuno, el pan…), maíz, frutas…

Las proteínas:

Son unas cadenas largas de piezas (macro-moléculas) que hemos de ingerir con la alimentación. Las piezas por las que están formadas son conocidas como aminoácidos.

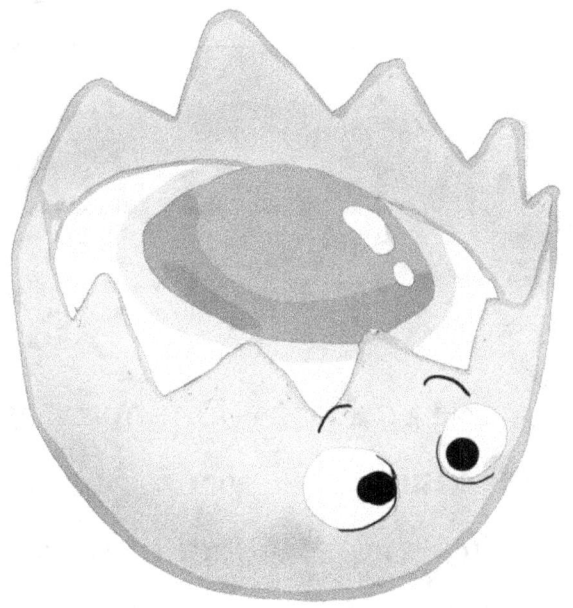

Aminoácidos como tal existen cientos, pero podemos clasificarlos entre los que no son esenciales y los que sí son esenciales. Estos últimos son los que el cuerpo no puede fabricar por sí mismo y necesita obtenerlos de los alimentos. Se combinan entre sí para crear cadenas cortas (péptidos) o largas (polipéptidos). Una cadena de polipéptidos es una proteína.

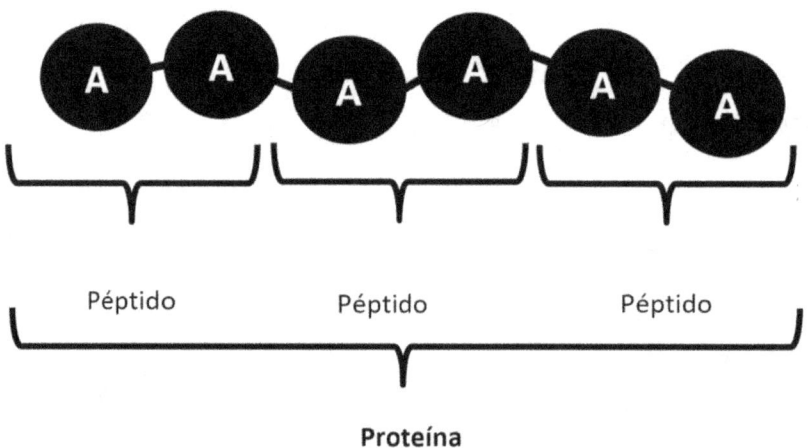

Las proteínas tienen varias funciones en el organismo: plásticas, energéticas, reguladoras, de defensa y de transporte. Aunque mayoritariamente se conocen por formar parte de tejidos (la *elastina* forma parte de los ligamentos, por ejemplo) y por su función en la contracción muscular como es el caso de la *actina* y la *miosina*, también son fuente de energía cuando la fuente de hidratos de carbono o grasas en nuestra dieta es insuficiente y esto se consigue mediante su propia degradación en aminoácidos. Por otro lado, hacen una función reguladora de procesos, sobre todo hormonales, y algunas de ellas tienen la función de ayudarnos a defender el cuerpo de algunos agentes externos malintencionados (*inmunoglobulina*). Además, hay otras que se dedican a ser transportadoras por sangre de otros nutrientes muy importantes para el organismo, como por ejemplo la *hemoglobina*, que es transportadora de oxígeno.

Las proteínas pueden clasificarse según el criterio que se siga, por ejemplo, según su composición química, según la naturaleza del grupo no proteico que las forma, según si son de origen animal o vegetal... Sólo vamos a entrar en la clasificación según su origen, porque nos va ayudar a entender el "valor biológico".

El valor biológico es la calidad de esta proteína. ¿Qué determina la calidad? Los aminoácidos que la componen: una proteína de alta calidad contiene todos los aminoácidos esenciales, que en total son nueve de los 20 que hemos dicho antes. Se denominan aminoácidos esenciales porque, aunque todos los aminoácidos son igualmente importantes estos, como hemos visto antes, no los puede crear el cuerpo y debemos asegurarnos que los ingerimos con los alimentos.

Por lo tanto, para que una proteína sea de buena calidad, debe contener estos nueve aminoácidos esenciales.

Las proteínas de alto valor biológico las encontramos mayoritariamente en productos de origen animal (carnes, pescados, huevo...). Pero también encontramos proteínas de alta calidad en productos vegetales por ejemplo en la soja, los garbanzos o la quinua.

El resto de proteínas que carecen de algunos aminoácidos, pueden complementarse para aumentar su valor biológico, con alimentos que aporten los aminoácidos que les faltan. ¡Como si se tratara de un puzle! Es el caso de las lentejas, por ejemplo. Nos aportan unos aminoácidos, pero nos faltan piezas para completarlo. Para conseguir una proteína de mejor calidad, podemos mezclar estas legumbres que son deficitarias en metionina y cistina, con cereales (que nos aportan estos dos aminoácidos, pero carecen de lisina). La combinación de estos dos grupos de alimentos, por ejemplo, unas lentejas con arroz, se considera una fuente de proteína de alto valor biológico. Además, se ha visto que no es necesario comer

La duda eterna... ¿y los veganos?

Los veganos obtienen la proteína, como hemos visto, de productos de origen vegetal. Los alimentos que nos aportan proteína completa son la soja, la quinua, el amaranto, los garbanzos y las semillas de cáñamo. Pero además existen mil combinaciones riquísimas entre legumbres y cereales con las que las proteínas del día a día... ¡están más que servidas!

estos alimentos juntos, sino que por separado siempre que no pasen más de seis horas, se combinan de igual manera y su resultado es una proteína de alta calidad. Así que podríamos hacer a media mañana un bocadillo (el pan está elaborado con cereal) y al medio día una ensalada de lentejas.

Las recomendaciones sobre el consumo de proteínas de origen animal y vegetal son conseguir un equilibrio en su consumo a lo largo de la semana, es decir que la mitad de las proteínas deberían ser de origen animal y la otra mitad de origen vegetal. Incluso si conseguimos que sean más de origen vegetal que de animal, ¡mucho mejor! ;)

Del total de calorías que se consumen a lo largo del día, un 12-15% deben ser aportadas a través de las proteínas. En una alimentación equilibrada estándar se recomienda consumir 1g de proteína por kilogramo de peso al día. Es decir, si pesamos 60kg, hemos de consumir 60g de proteína repartido durante el día.

La toma de proteínas debe repartirse a lo largo del día, en ingestas de 15-30g en 4-5 tomas ya que, de esta manera, se nota un aumento de la masa muscular, disminuye el porcentaje de grasa o lo que es lo mismo: en general mejora la composición corporal.

¡Atención!

El agua es un elemento de vital importancia. En el capítulo 2 veremos todas sus funciones, pero hay destacar ahora que, durante el proceso de rotura de estas proteínas, se producen unos residuos conocidos como ácido úrico y ácido láctico (este último en exceso es un enemigo de los deportistas). Para conseguir una buena eliminación de estos desechos, es fundamental beber de 1,5 a 2 litros de agua al día.

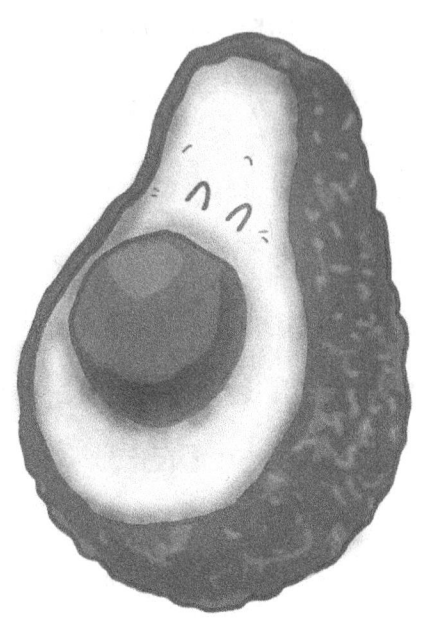

Las grasas:

Son fuente de energía y son necesarias para que se produzcan reacciones gracias a sus ácidos grasos esenciales. Son fuente de energía de reserva y ayudan a transportar algunas vitaminas liposolubles (que son aquellas que sólo se disuelven en medio graso) como son la A, D, E y K.

No todas las grasas son iguales. Veamos los distintos tipos que existen y sus diferentes funciones en nuestro organismo. Empezaremos por las más conocidas.

- Grasas saturadas:

Las grasas que resultan perjudiciales para nuestro sistema, tomadas en exceso, son las grasas saturadas. Su consumo elevado se relaciona con diferentes enfermedades. Aunque recuerda lo mencionado anteriormente: no hay alimentos buenos ni malos, por lo tanto la grasa de por sí no es mala.

Los alimentos que contienen estas grasas saturadas de manera natural son las carnes, aves, mantecas, mantequillas, quesos, leche entera, nata y yema de huevo. También las encontramos en alimentos de origen vegetal como el aceite de coco y de palma.

Debemos ingerir una pequeña cantidad diaria de este tipo de grasa, ya que estudios han demostrado que sin esta cantidad mínima necesaria, los niveles de testosterona son menores, y mantener unos buenos niveles de esta hormona es necesario en deportistas.

- Grasas insaturadas:

De grasas insaturadas existen 2 tipos: monoinsaturadas y poliinsaturadas.

Las **grasas monoinsaturadas** hacen un efecto regulador: disminuyen el colesterol LDL (malo) y aumentan el

HDL (bueno). Estas grasas las podemos encontrar en alimentos de origen vegetal como el aceite de oliva, el aguacate o las almendras. Debemos ingerir de este tipo de grasas alrededor de un 15% del total de calorías diarias.

Las **grasas poliinsaturadas** hacen el efecto contrario del de las grasas saturadas: mantienen los niveles de colesterol LDL (malo) y aumentan los niveles de colesterol HDL (bueno). Este tipo de grasas no las podemos crear en nuestro organismo, por eso es necesario obtenerlas a través de los alimentos. Dentro de las grasas poliinsaturadas existen dos tipos: los omega 3 y los omega 6. Los omega 3 son los encargados de ayudar en procesos antiinflamatorios y los omega 6 al contrario, favorecen estos procesos inflamatorios. Son estrictamente necesarios los dos en equilibrio ya que, además de regular esta respuesta antiinflamatoria, son beneficiosos para mejorar la *sensibilidad a la insulina**.

*Sensibilidad a la insulina:

Cuando entra la glucosa en nuestro organismo, el cerebro ordena al páncreas que segregue insulina. Esta hormona envía una señal a las células para que estas dejen pasar esta glucosa a su interior y se pueda utilizar para la obtención de energía. Esto permite a su vez mantener unos niveles adecuados de glucosa en la sangre. Cuando este equilibrio no se respeta y no hay una respuesta adecuada a la señal de esta insulina, es cuando se habla de "insulino resistencia": se ha perdido la sensibilidad a la insulina.

La proporción entre omega 6 y omega 3 debe ser de máximo 5/1 o 4/1. En la alimentación actual suele existir un desequilibrio, ya que se ingieren muchos más omega 6 que 3.

Los alimentos que más omega 6 contienen son alimentos procesados y aceites vegetales. El omega 3 podemos encontrarlo por ejemplo en semillas de lino y de chía, soja, crema de cacahuete y aceite de oliva.

Las vitaminas:

Las vitaminas pertenecen al grupo de los micronu- trientes. Son nutrientes esenciales para nuestro cuerpo y las cantidades que se deben consumir son pequeñas.

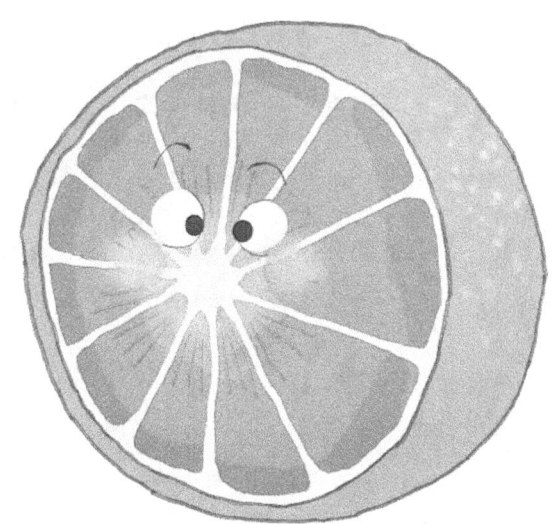

Son imprescindibles para:

✓ Asegurar el buen funcionamiento del organismo

✓ Garantizar el correcto crecimiento

✓ Tienen propiedades antioxidantes

✓ Forman parte de la producción de los glóbulos rojos de la sangre y de hormonas

✓ Son necesarias para realizar transmisiones nerviosas

Entre otras muchas funciones específicas.

Las vitaminas se clasifican en dos grupos, según si se disuelven mejor en agua- vitaminas hidrosolubles- o en grasa- vitaminas liposolubles.

Las **vitaminas liposolubles** pueden almacenarse en el cuerpo, especialmente en el hígado y en la propia grasa (tejido adiposo) y por lo tanto, un consumo excesivo puede provocar una intoxicación. En este grupo están las vitaminas A, D, E y K.

Las **vitaminas hidrosolubles** pueden quedarse en el agua que usamos para cocer los alimentos que las contienen. Hay que tener esto en cuenta para asegurar que a lo largo del día por lo menos encontramos otra manera de aportar estas vitaminas que hayamos podido perder en los alimentos que hayamos cocinado, ya que éstas no se acumulan en el organismo y se eliminan por la orina, sudor... En este grupo encontramos las vitaminas del grupo B y la vitamina C.

Los minerales:

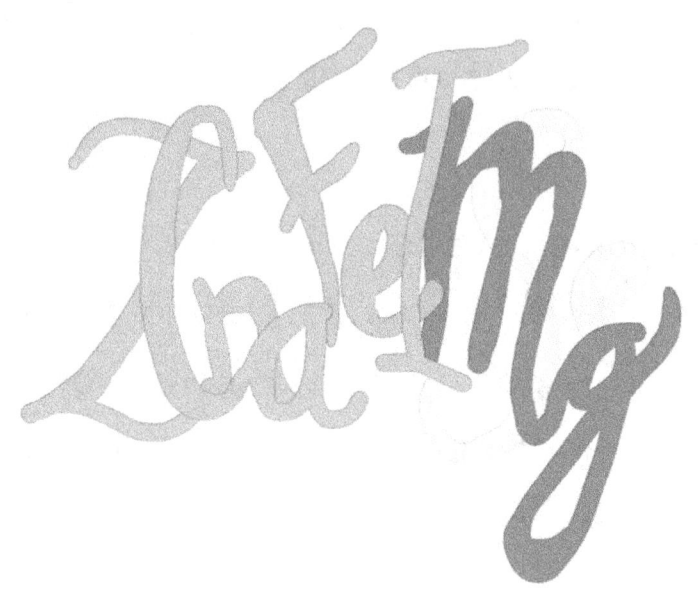

Los minerales, al igual que las vitaminas, pertenecen al grupo de micronutrientes. Deben ingerirse a través de la alimentación y de manera regular, porque los eliminamos también de manera constante a través de excreciones y transpiración.

Los minerales que necesitamos en "grandes" cantidades son el calcio, el hierro, el sodio y el potasio.

Los minerales que necesitamos en cantidades más pequeñas, se conocen como oligoelementos. Algunos de estos oligoelementos son el zinc, el cobre, el yodo, el selenio…

La fibra:

La fibra, no está considerada un nutriente como tal, pero sus funciones son de la misma importancia que las del resto de nutrientes que hemos visto.

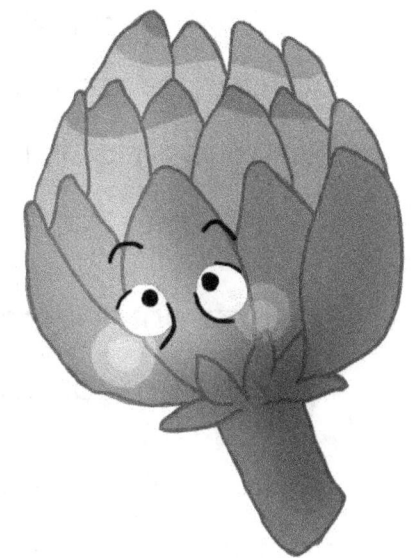

Existen dos tipos de fibra:

- **Fibra soluble**: este tipo de fibra, atrae el agua y se convierte en gel. Esto hace que se enlentezca la digestión.
- **Fibra insoluble**: ésta le aporta volumen a las heces ya que absorbe agua, de esta manera favorece su paso por los intestinos, facilitando las deposiciones.

En ambos casos, la fibra es necesaria también para mantener en buen estado nuestra flora intestinal, que es el conjunto de bacterias que conviven en nuestro intestino. Estas bacterias son necesarias por muchas razones, entre ellas: nos ayudan en el proceso de digestión, absorción y síntesis de muchos nutrientes. Además, ejercen de "barrera": nos protegen de infecciones que se pueden producir por otras bacterias que puedan llegar desde el exterior (a través del aire, de alimentos contaminados o en mal estado...) hasta nuestro intestino.

La fibra en general, sirve de alimento para estas bacterias tan importantes para nosotros.

Al día se recomienda consumir entre 25 o 30 gramos de fibra, que la podemos conseguir fácilmente si consumimos verduras, frutas, frutos secos, legumbres, cereales...

En el caso de los cereales y pastas, hay que intentar siempre consumirlos de grano entero o integrales, ya que en el proceso de refinado (el proceso por el cual el pan o la pasta se quedan de color más blanco) se pierde la cáscara de estos cereales, donde encontramos gran parte de esta fibra y también una buena proporción de minerales naturalmente presentes.

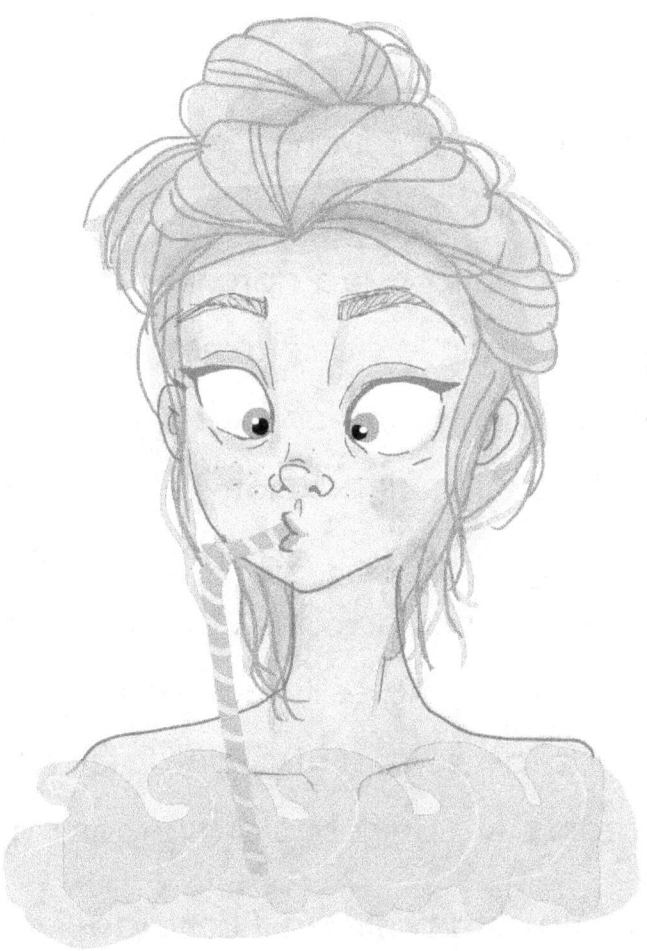

2 La importancia de la hidratación

Seguro que has oído muchas veces esa afirmación que dice que "somos agua". Y es que la composición corporal de un adulto es de aproximadamente un 60% agua. Es imprescindible para la vida ya que garantiza que el organismo funcione correctamente cumpliendo funciones como la refrigeración del cuerpo, eliminación de residuos, transporte de nutrientes, actúa como lubricante de las articulaciones y mantiene el equilibrio de electrolitos en sangre. Imaginaos su importancia que la pérdida de sólo el 10% del total de agua del cuerpo, se considera un riesgo grave para la salud.

¿Qué pasa si no estamos bien hidratados?

La correcta hidratación es un factor importante a tener en cuenta ya que de ella depende el rendimiento de todos los deportistas.

Al realizar ejercicio físico, los músculos elevan su temperatura y el cuerpo, para evitar un sobrecalentamiento, tiende a sudar de tal manera que se produce una pérdida de líquidos y electrolitos (sales minerales) con la función de regular la temperatura corporal. A esto además debemos sumar las pérdidas por orina y respiración.

Muchos deportistas no beben suficiente líquido, y esto repercute negativamente en su productividad además de ser un riesgo para la salud. La deshidratación aumenta el peligro de que se produzcan lesiones.

Si ingerimos insuficiente agua, disminuye nuestro rendimiento ya que disminuye nuestra fuerza y resistencia, disminuye también la capacidad de nuestro cuerpo para regular la temperatura, podemos sentir calambres, mareos, contracturas, agotamiento, fatiga... y en casos extremos, golpes de calor.

Para determinar la cantidad exacta de líquido que se debe ingerir al día, hemos de valorar la composición corporal del atleta, su sexo, el tipo de entrenamiento y horas que dedica, el ambiente en el que lo realiza... de esta manera, mediante unas pautas personalizadas, igual que para el resto de la planificación alimentaria, lograremos conseguir un buen equilibrio hídrico que permitirá asegurar tanto la salud como el rendimiento deportivo.

Las recomendaciones generales en personas adultas sedentarias son ingerir unos 2 litros de agua al día. En el caso de personas activas, como el de los atletas de Pole sport, como norma general se recomienda una ingesta de 0,7-1 litro de bebida isotónica por cada hora de ejercicio intenso. Esta bebida debe contener un mínimo de 0,5-0,7 g de sodio por cada litro.

Antes de realizar tu entreno, es aconsejable que estés bien hidratado. La recomendación es que, además de haber ido bebiendo a lo largo del día, durante las dos horas previas bebas mínimo 500ml de líquido.

Durante el entreno, deberíamos conseguir rehidratarnos a pequeños sorbos cada 15 minutos. Es aconsejable que en los casos en los que vayamos a entrenar durante 3 o más horas seguidas, la rehidratación la realicemos con bebidas isotónicas con carga de entre 6-9% de hidratos de carbono.

Y tan importante es la hidratación previa y durante el ejercicio como la posterior al entreno o competición. Durante la realización de nuestra actividad hemos perdido una cantidad hídrica que debe ser repuesta lo antes posible, y lo podemos hacer con bebida isotónica o bien agua dado que los entrenos suelen ser de no más de 2 horas y no son entrenamientos de resistencia como tal. De esta manera garantizamos la vuelta a la normalidad de nuestro cuerpo. ¿Cuánto debo beber después? Lo ideal sería hacer un pesaje antes y un pesaje después de haber entrenado (en entrenos largos) o competido para calcular la cantidad de agua que se ha perdido y reponer esa cantidad lo antes posible. Queridos Pole adictos, no vamos a pedir a nuestras escuelas que pongan una báscula para hacer pesajes antes y después, pero debemos reponer igualmente esta pérdida hídrica paulatinamente durante las siguientes 24 horas. Bébete como mínimo la medida de una botella pequeña de agua al acabar la clase, a pequeños sorbos.

¿Cuál es la mejor bebida para mantenerse hidratado durante el día?

El agua, por su puesto. Durante el día, antes de realizar ejercicio, es recomendable hacer nuestra ingesta hídrica a través de agua o infusiones que no sean diuréticas. Durante el entreno ya hemos visto que podemos usar bebidas isotónicas y que en el caso de hacer entrenos largos deberemos asegurarnos que éstas contengan en su composición hidratos de carbono. Y posterior al entreno, de nuevo, recurriremos al agua para rehidratarnos.

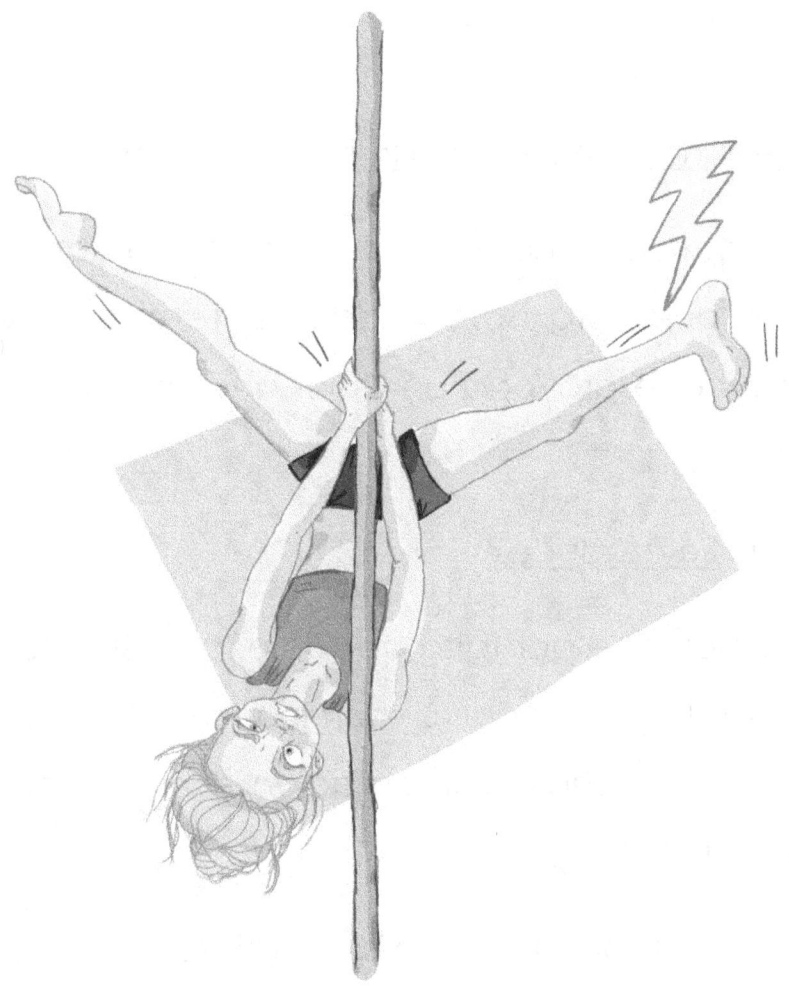

3 Nutrientes para evitar rampas o calambres

¿Qué es una rampa o calambre muscular?

Una rampa es una contracción involuntaria de un músculo que dura aproximadamente entre 3 y 10 segundos y que provoca un dolor que puede ser leve o intenso.

¿Por qué se produce?

Suele producirse por falta de sodio, potasio, calcio (sales minerales) y por una disminución de electrolitos, debido a una mala alimentación e hidratación o un trabajo intenso.

Otras causas son el alcoholismo, alteraciones renales o tiroideas, algunos medicamentos, embarazo, menstruación...

¿Cómo evitarlo?

Además de asegurarnos de calentar y estirar bien durante nuestra práctica deportiva, podemos prevenir las rampas o calambres cuidando nuestra alimentación y sobre todo nuestra hidratación.

La deshidratación que se produce durante la práctica de cualquier deporte, conlleva la pérdida de minerales y vitaminas que mantienen en correcto estado nuestros músculos. ¿Recuerdas las vitaminas hidrosolubles (las que se disolvían en agua) que nuestro cuerpo no almacena? Pues son precisamente estas las más perjudicadas, además de algunas sales minerales.

¿Qué nutrientes son y donde los encontramos?

Nuestra musculatura necesita algunos minerales para poder relajarse. Si ellos, es más probable que aparezcan calambres o rampas:

- Sodio: una de sus funciones es la transmisión del impulso nervioso y participa en la excitación de los músculos. Pero quizás por lo que más nos interesa en este capítulo es porque evita la pérdida excesiva de agua, siempre que se encuentre en equilibrio con el otro mineral: el potasio.

- Potasio: participa en la contracción muscular y en la transmisión nerviosa. Junto con el sodio, ayuda a mantener un buen estado de hidratación. Hemos de vigilar con los diuréticos, porque pueden romper el equilibrio de estos dos minerales y conducirnos a problemas de contracciones musculares involuntarias, entre otros.

- Magnesio: entre otras funciones, este mineral tiene la capacidad de ser un relajante muscular.

- Calcio: ayuda a absorber el magnesio, que ya hemos visto que es un relajante muscular, y a su vez el calcio participa en la contracción muscular, además de ser el mineral más abundante del cuerpo ya que es el componente principal de los huesos y la dentición.

También debemos tener en cuenta las siguientes vitaminas:

- Vitamina D: Esta vitamina ayuda a absorber el calcio a nivel intestinal y a depositarlo en los huesos, por lo tanto, tiene una importante función calcificante. Además, es reguladora en procesos inflamatorios y hormonales, y participa en el metabolismo del músculo.

Lo cierto es que podemos producir esta vitamina D nosotros mismos y para ello necesitamos la acción de los rayos ultravioleta, por eso se dice que el sol es nuestra principal fuente de vitamina D. Se recomienda tomar el sol (mientras andamos, por ejemplo, no hace falta tumbarse en la toalla) sin protección solar, o con una protección por debajo de 8 FPS, una media de 20 minutos al día evitando las horas de más sol en verano. Estas recomendaciones varían en función del tipo de piel y ojos de cada persona y del lugar y estación en la que nos encontremos. Es aconsejable que os aseguréis de qué tipo de piel tenéis y qué tipo de exposición solar se recomienda en vuestro caso particular.

TIPOS DE PIEL	
Tipo	Descripción
I	Piel muy clara, con pelo rubio o pelirrojo. Se quema siempre, no se broncea nunca.
II	Piel clara. Se quema rápido, se broncea con dificultad.
III	Piel de personas de origen mediterráneo o medio oriente. Piel que se quema ocasionalmente, y se broncea gradualmente.
IV	Piel más oscura, típica de personas de medio oriente, India o Pakistán. Muy raro que se queme, siempre se broncea.
V y VI	Pieles de personas de África, Sudeste asiático, India, Pakistán

EXPOSICIÓN SOLAR RECOMENDADA DE 11 A 15h			
Tipo	Marzo-Mayo	Junio-Agosto	Septiembre-Octubre
I	10-15 min	2-8 min	10-15 min
II	15-20 min	5-10 min	15-20 min
III	20-30 min	15-20 min	20-30 min

| IV | 30-40 min | 20-25 min | 30-40 min |
| V y VI | 40-60 min | 25-35 min | 40-60 min |

Estas recomendaciones de exposición solar están realizadas para los meses que se corresponden con las estaciones de primavera, verano y otoño de España.

- Vitamina C: entre otras funciones, destacamos para este capítulo que es una vitamina que nos ayuda a formar el tejido conjuntivo, ayuda a mantener el cartílago y participa activamente en la formación de colágeno, además de su gran poder antioxidante.

Pero además de tener en cuenta estos nutrientes, aún hay dos factores más a tener en cuenta. Uno de ellos es, siempre, evitar la deshidratación, como te he comentado. Una buena pauta es beber durante el día y, durante el entreno, pequeños sorbos cada 15 minutos. Esto nos evitará algún que otro dolor en una postura poco adecuada.

Otro de los factores que ayudan a reducir o evitar estas rampas o calambres musculares es el descanso. El descanso muscular es muy necesario en cualquier deporte para garantizar la correcta regeneración muscular que ayudará a rendir de nuevo y sin riesgo de lesión en nuestro próximo entreno.

¿En la dieta equilibrada tengo estos nutrientes?

¡Claro! Los alimentos nos aportan nutrientes y para asegurarte que consumes todos los que necesitas, lo ideal es seguir una dieta equilibrada ya que se trata de un tipo de planificación en la que se promueve la variedad de alimentos. Eso sí, ¡has de comer de todo!

Alimentos con nutrientes contra los calambres

Magnesio. Presente en las pipas de girasol, las almendras, cacahuetes, legumbres, pistachos, chocolate negro, pan integral...

Calcio. Lo encontramos en leche, quesos, yogures, perejil, higos secos, col rizada, judías blancas, naranja...

Potasio. Los alimentos más ricos en K son las espinacas, la patata, la acelga, la chirimoya, las setas...

Sodio. La sal es uno de los alimentos más ricos en sodio de manera natural. También lo encontramos en cualquier alimento procesado.

Vitamina D. Lácteos, salmón, yema de huevo, hígado, atún, caballa.

Vitaminas B. En frutos secos, huevos, legumbres, arroz, patatas...

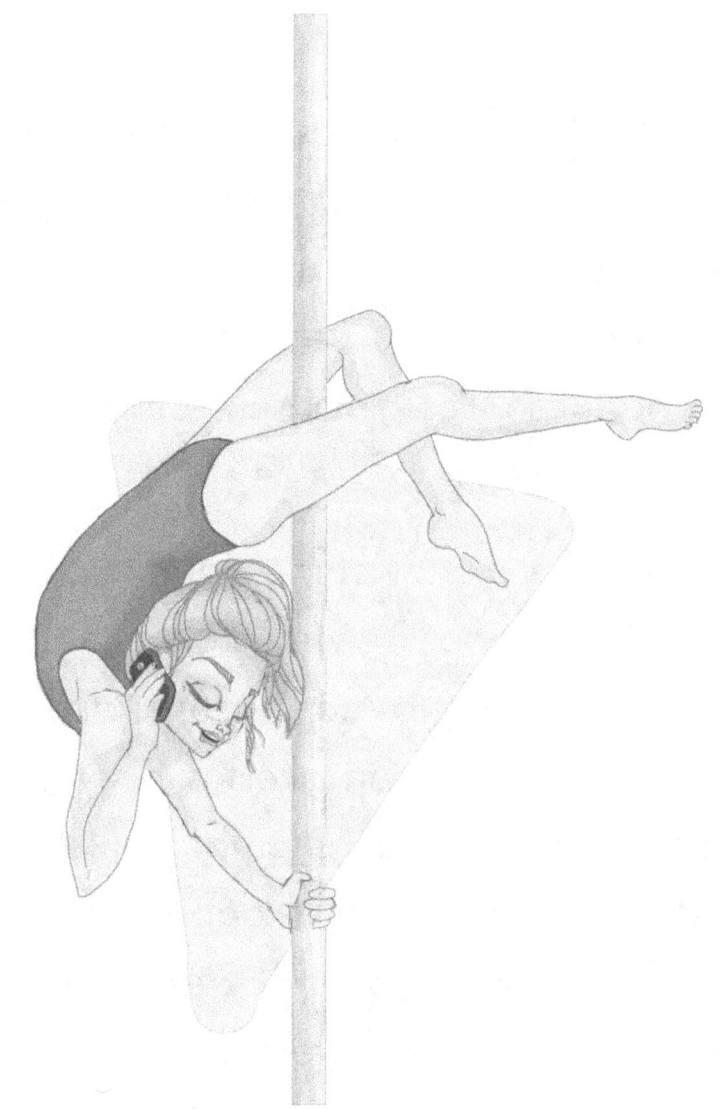

4 Nutrientes para conseguir más fuerza

Antes de hablar de las pautas nutricionales, vamos a aclarar una cosa… Para conseguir más fuerza, hay que entrenar. Sí, es así. Es un error pensar que por comer una cosa u otra conseguiremos fuerza si no entrenamos para ello. Los gimnasios estarían vacíos si esto fuera así, ¿no crees? ☺

Comer y entrenar, tal como hemos ido viendo, van cogidos de la mano. Si el entreno varía por algún motivo, si nuestros objetivos con él son distintos, hemos de adaptar la alimentación a estos nuevos objetivos. Si vuelven a cambiar, deberemos volver a reformular nuestra dieta. Llevando a cabo una alimentación adecuada y orientada al objetivo que perseguimos con los entrenos, conseguiremos nuestra meta.

Y en Pole, uno de los objetivos es aumentar la fuerza muscular. Esto lo conseguimos con la constancia en los entrenos y lo potenciamos con una buena alimentación que favorezca la recuperación de estos músculos para que estén provistos de la energía necesaria para todas esas trepadas y mil acrobacias que toque hacer en la próxima sesión.

Para esto, las famosas proteínas entran en el juego ahora. Pero con proteínas no me refiero a los polvos mágicos, que también son proteínas, sino a proteínas de alimentos.

Aprovecho este momento para hacer un paréntesis. Las proteínas en polvo son un suplemento. Un suplemento sirve para complementar una alimentación en caso de ser deficiente en algún nutriente. En principio, si hacemos una dieta correcta, conseguimos estas proteínas que además son mucho más fáciles de absorber y aprovechar. Más adelante veremos qué son las proteínas en polvo y en qué casos deberemos utilizarlas.

Así que, dicho esto, sí, vamos a necesitar aumentar la cantidad de proteína diaria, pero siempre buscaremos la manera de hacerlo a través de los alimentos, que además de proteínas nos aportan otros nutrientes de manera natural que nos ayudan a absorberlas.

Entonces... ¿las proteínas dan fuerza?

No. Las proteínas construyen y reparan los tejidos musculares, y esto ayuda a reducir el daño muscular y favorece que la recuperación después del entreno sea más rápida. Es decir: podremos volver a entrenar más pronto, con lo que podremos trabajar de nuevo la fuerza muscular en menos tiempo. Cuanto más se trabaje, más fuerza se obtiene.

La cantidad de proteínas que se necesitan diariamente dependen de la edad, el sexo, la masa, el estado físico, el tipo de entrenos y la fase del entrenamiento en la que nos encontremos.

Los alimentos ricos en proteínas son más difíciles de digerir, por lo que se recomienda no consumirlos en exceso justo antes de entrenar, para evitar la pesadez o mala digestión.

La recomendación es tomar algo proteico después de entrenar, para favorecer una recuperación más rápida. Y para que nos ayude a reponer el glucógeno muscular, que es la energía que se acumula en los músculos y que se obtiene de los hidratos de carbono, deberemos combinar esa proteína con algo que aporte un poco de hidratos también. Además, los hidratos

---

Ejemplos de comidas recuperadoras post-entreno

- ✓ Tortitas de arroz con un poco de pollo
- ✓ Un poco de pasta con atún
- ✓ Un trocito de tortilla de patata*
- ✓ Yogur de soja con cereales
- ✓ Tostadas con queso fresco
- ✓ ...

*Evita freír las patatas: puedes hacer una tortilla de patatas más saludable si haces las patatas en el microondas ;)

de carbono favorecen la absorción de las proteínas, ¡así que es un combo perfecto!

Para el pre-entreno, es preferible comer algún alimento que nos aporte hidratos de carbono de absorción lenta.

Recuerda que puedes encontrar proteínas también en alimentos de origen vegetal. ¡Combínalas a lo largo de la semana!:

- Lunes: lentejas con arroz
- Martes: ensalada césar (ensalada con pollo y trocitos de pan)
- Miércoles: garbanzos con espinacas.
- Jueves: Revuelto de huevos con espárragos trigueros y ajetes
- Viernes: fajitas de frijoles con verduras
- …

¿Qué platos se te ocurren a ti? ☺

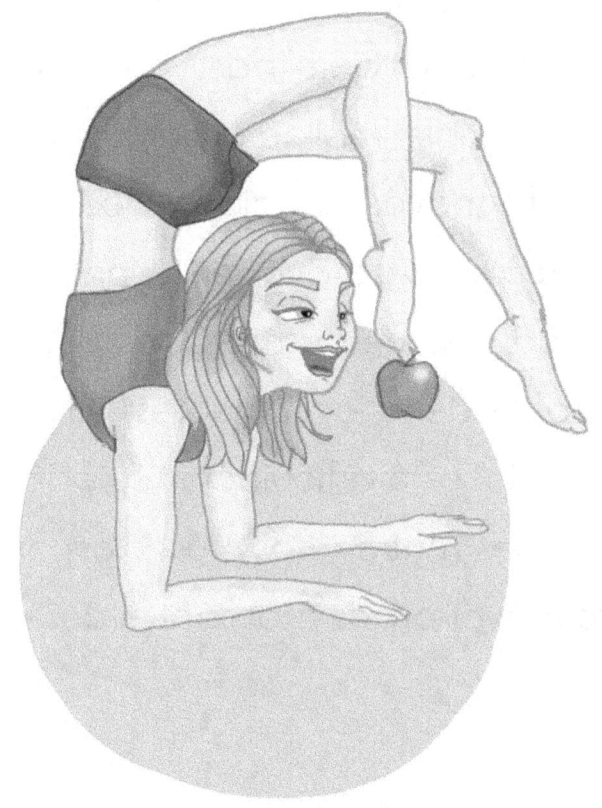

5 Nutrientes para conseguir mayor flexibilidad muscular

¡Qué bonitas las figuras de flexi en la barra! La flexibilidad no solo es importante para hacer figuras imposibles. Ser poco flexible implica una mayor fatiga muscular, provoca un mayor trabajo de los músculos antagonistas y esto puede provocar lesiones musculares o la incapacidad de que los músculos puedan proteger las articulaciones de lesiones peores. Por ejemplo, en el caso de la rodilla, esta articulación se estabiliza gracias a los isquiotibiales (entre otros músculos) que previenen un desgaste mayor en los ligamentos de esta.

Por lo tanto, ganar flexibilidad es una necesidad en las disciplinas deportivas, pero en Pole Sport, además, ¡puntúa!

Igual que la fuerza, la flexibilidad se consigue con estiramientos destinados a ello y una buena alimentación.

Actualmente la ciencia que existe alrededor de los nutrientes que pueden favorecer en la mejora de la flexibilidad es escasa. Pese a esto, hay algunos nutrientes que, por sus características, son los que más pueden ayudar en la elasticidad muscular, y alguno de ellos sí que está respaldado con bastantes estudios que demuestran su beneficio en el cuidado de los tejidos como es el caso del colágeno que veremos más adelante.

Vitamina B

Las vitaminas del grupo B, son hidrosolubles: se absorben rápido y no se almacenan, sino que se eliminan por orina, de ahí la necesidad de ingerirlas.

De este grupo, son tres las vitaminas que parece que pueden ayudar a mejorar la flexibilidad muscular: la niacina (B3), el ácido pantoténico (B5) y la vitamina B6. Dicho de otra manera, estas vitaminas las encontramos en el atún, huevos, champiñones, soja, germen de trigo, pipas de girasol, lentejas, cacahuetes, plátanos y frutos secos, principalmente.

Vitamina E

Es una vitamina muy conocida por su gran poder antioxidante, y esto es útil para protegernos de la oxidación que provocan los radicales libres (residuos) que se generan durante la práctica de actividad física mejorando la salud de las articulaciones.

Esta vitamina ayuda a reparar los tejidos conjuntivos y a disminuir la inflamación en casos de artrosis, disminuyendo por lo tanto el dolor.

Vitamina C

Nos ayuda a formar el tejido conjuntivo, activa el sistema inmune, ayuda en el proceso de cicatrización de heridas, mejora la absorción de hierro a nivel intestinal, ayuda a mantener el cartílago y participa activamente en la formación de colágeno.

<u>Colágeno:</u>

El colágeno es una proteína que abunda en la piel, tejidos musculares, tendones y huesos. Las fibras de esta proteína forman estructuras súper resistentes que aguantan las fuerzas de tracción a las que sometemos a nuestras estructuras en nuestras clases.

Reduce los dolores articulares y ayuda a formar masa muscular.

Con los años perdemos la capacidad de crear colágeno, como de muchas otras cosas. Además, se agrava la pérdida por varios motivos: no consumir suficiente vitamina C que es formadora de esta proteína, ni consumir alimentos con colágeno. Y es que estas fibras se encuentran de manera natural en partes de alimentos que nos cuesta digerir y que actualmente desechamos. Además, para extraerlo, debemos cocer mucho estos alimentos. El aspecto final es la famosa gelatina que se forma en los caldos de huesos, en el plato de callos, caldos de pescados, por ejemplo. Las gelatinas puras (no las de supermercado), también son una fuente de colágeno.

Magnesio:

El magnesio es el mineral que ayuda a relajar los músculos entre otras funciones. Una deficiencia en este mineral puede dar lugar a una mayor acumulación de ácido láctico que se produce durante la actividad física y esto causa el dolor y la rigidez muscular.

Además, ayuda a reducir la sensación de fatiga y contribuye a una mejor oxigenación. Permite absorber mejor el calcio, las proteínas y la vitamina C, todos ellos también implicados en la flexibilidad.

Omega 3- onagra

Este ácido graso esencial que el cuerpo no es capaz de producir tiene funciones muy importantes para nuestro cuerpo.

Una de las propiedades por las que es más conocido es porque posee un efecto antiinflamatorio, retrasa el envejecimiento de la piel, regula la función muscular y mantiene una buena elasticidad y flexibilidad en piel y tejidos.

Glucosamina y condroitina:

Estos suplementos deben tomarse bajo supervisión de personal sanitario cualificado. La glucosamina está relacionada con la formación del cartílago: es un lubricante necesario para mantener las articulaciones y facilita su renovación y mantenimiento.

La condroitina trabaja junto la glucosamina, en este caso ésta sustancia ayuda a formar el líquido que engrasa las articulaciones flexibles y que actúa como amortiguador.

Alimentos para la flexibilidad muscular

Magnesio. Presente en las pipas de girasol, las almendras, cacahuetes, legumbres, pistachos, chocolate negro, pan integral...

Vitamina D. Lácteos, pescados como el salmón, aceite de hígado de pescado (de venta en perlas), huevos, hígado.

Vitaminas B1 y B3. En frutos secos, huevos, legumbres, arroz, patatas...

Vitamina E. Aceite de oliva virgen extra, nueces, almendras, avellanas, salmón, legumbres...

Vitamina C. Kiwi, fresas, naranjas, pimientos, guayaba, perejil...

Colágeno. Gelatina pura, callos, manitas de cerdo, caldos de huesos de carne o pescado.

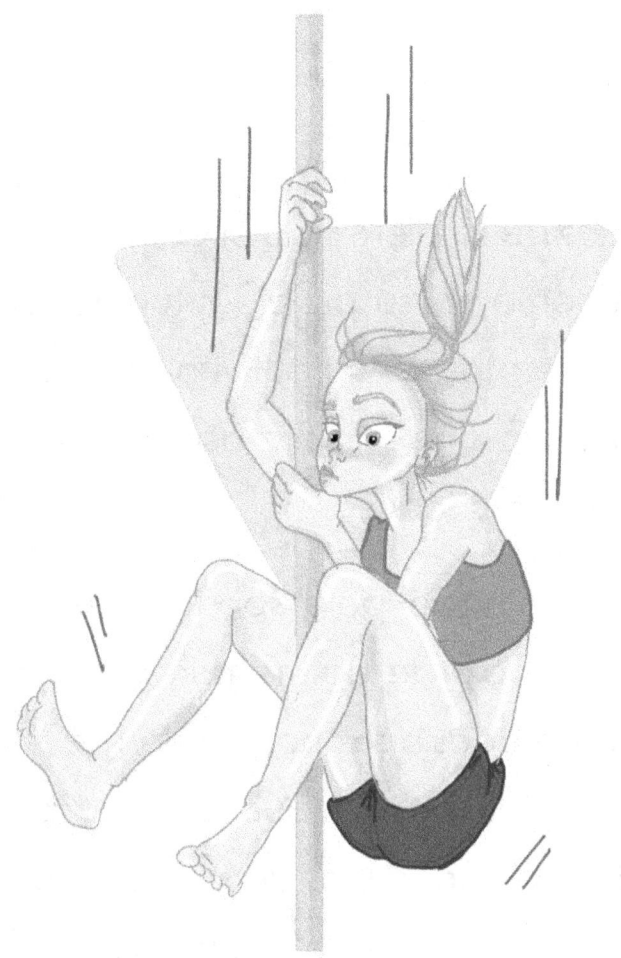

6 Nutrientes para mantener en buen estado la piel

¿Qué sabemos de la piel? La piel es el órgano más extenso que tenemos, y su principal funcionalidad es la de ser una barrera protectora. Evita que nada entre al organismo a la vez que excreta aquello que no necesitamos mediante el sudor.

Como buen atleta de pole sport sabes que la piel, además, es tu medio de agarre principal con la barra. Y seguro que en ocasiones has vivido esa situación en los vestuarios o clases en las que alguien comenta que se resbala demasiado y unos aconsejan hidratar la piel con crema, otros no... a unos les va bien un producto, a otros otro... El no tener la piel en el mejor estado –demasiado seca, demasiado húmeda...- condiciona a estos agarres, provocando menor fricción y por lo tanto una mayor dificultad para mantenerse haciendo alguna figura. Es importante, por lo tanto, cuidar la alimentación para garantizar que la piel esté bien nutrida desde el interior, además de aportarle los cuidados necesarios de manera diaria utilizando geles de baño y cremas o productos específicos para cada tipo de piel.

Los nutrientes que vamos a necesitar para mantener este órgano en un buen estado son:

Ácidos grasos esenciales.

La carencia de este nutriente se manifiesta con deshidratación, disminución de la capacidad de cicatrizar heridas o pérdida de cabello. La piel seca en exceso es uno de los motivos más habituales en los resbalones en la barra. Y es que aunque se hidrate con cremas los días previos, esta piel necesitará un cuidado desde el interior, asegurando el aporte de este nutriente, entre otros.

Estos nutrientes tienen una función térmica, que ayudan a mantener la temperatura corporal, y además facilita que algunos nutrientes como las vitaminas A o D, puedan hacer sus funciones correctamente dentro de nuestro organismo.

Vitamina E.

Es una vitamina antioxidante, es decir evita el envejecimiento prematuro de las células (entre ellas las de la piel) y es un nutriente esencial contra los radicales libres que se generan por ejemplo durante la práctica deportiva, o con estrés, y que provocan este envejecimiento general.

Vitamina C.

Igual que la vitamina E, es una vitamina antioxidante y lucha contra los radicales libres. Esta vitamina está implicada en la creación de colágeno, una proteína esencial para garantizar una buena elasticidad de la piel. La acción antioxidante de la vitamina C se ve potenciada si lo hace en presencia de la vitamina E.

Biotina.

Un nivel bajo de esta vitamina provoca algunos cuadros seborreicos, o dicho de otra manera, excreción de grasa. Este nutriente además ayuda a reproducir las células, de ahí que sea un nutriente muy utilizado en la industria de productos para el pelo.

Ácido pantoténico.

Esencial por su participación en la reparación y cicatrización de heridas. Si lo combinamos con la vitamina B6 además ayuda a aumentar el nivel de ácido hialurónico en la piel, que es una sustancia que retiene agua y por lo tanto mejora la hidratación subcutánea entre otras cosas.

Hierro y zinc.

Dos minerales que ayudan a evitar la fragilidad de este órgano. ¿Se te agrietan mucho los labios? ¿Tienes fragilidad de uñas? Quizás tu nivel de hierro no es suficiente, puedes revisarlo en tu próxima analítica. El zinc es un mineral que contribuye al buen estado general de nuestra piel.

Además de estos nutrientes, existen otros que también son importantes para la piel, como son la vitamina A y la vitamina D.

Otro de los problemas comunes a la hora de utilizar la barra es el exceso de sudor. ¿A qué se debe? En la gran mayoría de los casos, nuestro afán por comer un poco mejor nos lleva a cometer algún error mínimo que afecta al todo, por ejemplo, el añadir poco o nada de sal a nuestras preparaciones. El argumento que más suele utilizarse para justificar esto es "no quiero retener líquidos". Bien, pues se trata de un error. Una cantidad justa de sal no va a hacer que retengas más líquidos. Beber más agua tampoco. La sal cumple muchas funciones dentro del organismo y entre ellas sí que existe la de retener agua en el interior de la célula. Pero la retención se produce cuando no hay un equilibrio en nuestra dieta en general. Si desayuno bollería cada día pero elimino la sal porque la creo culpable de mi hinchazón y, además, no bebo casi agua el cuerpo, de manera muy inteligente, va a procurar retener más para asegurarse esa agua necesaria en nuestro interior.

Pero cuidado también: si sueles abusar de alimentos procesados (es decir, todos los que vienen preparados, empaquetados, casi listos para comer), puedes estar haciendo un exceso también en el aporte total.

Entonces, ¿sal sí o no? Sólo si en tu caso sueles sudar mucho con nada y has revisado tu tensión o problemas hormonales y estás bien, y además eres una persona que se "priva" de añadir sal por miedo a "retener" puedes probar a subir ligeramente (un pellizquito más) la sal en tu día a día, sin excedernos de la cantidad diaria recomendada (5 gramos). Una opción es consumir como snack un alimento salado antes de entrar a entrenar como por ejemplo unas tortitas de arroz con jamón (cocido, curado... ¡el que más te guste!) o pavo.

¿Qué tal si además te hidratas con alguna bebida iso-tónica para reponer las sales que sudas durante el día?

Para tus días de entreno, es una buena opción beber a lo largo del día 500ml de bebida isotónica (de las de verdad, no de colorines) y agua, con tal de evitar esas pérdidas.

Alimentos para mantener la piel en buen estado

Ácidos grasos esenciales. Pescados como el atún, caballa, salmón, sardinas... (3 veces por semana). El aceite de lino y las nueces también son fuente de estos ácidos grasos.

Vitamina E. Aceite de oliva virgen extra, nueces, almendras, avellanas, salmón, legumbres...

Vitamina C. Kiwi, fresas, naranjas, pimientos, guayaba, perejil...

Vitamina D. Lácteos, pescados como el salmón, aceite de hígado de pescado (de venta en perlas), huevos, hígado.

Biotina (B8). Hígado, riñones y levaduras.

Ácido pantoténico (B5). Hígado, leche de vaca, huevos, yogur, coliflor, naranja.

Hierro. Carnes rojas, marisco, semillas, legumbres y frutos secos. Evitar consumir estos alimentos junto a otros con alimentos ricos en calcio (leche, yogur, queso...), ya que impiden su absorción. Tomarlos con alimentos ricos en vitamina C, por ejemplo, naranjas.

Zinc. Semillas de calabaza y pipas de girasol, frutos secos, legumbres y algunos mariscos.

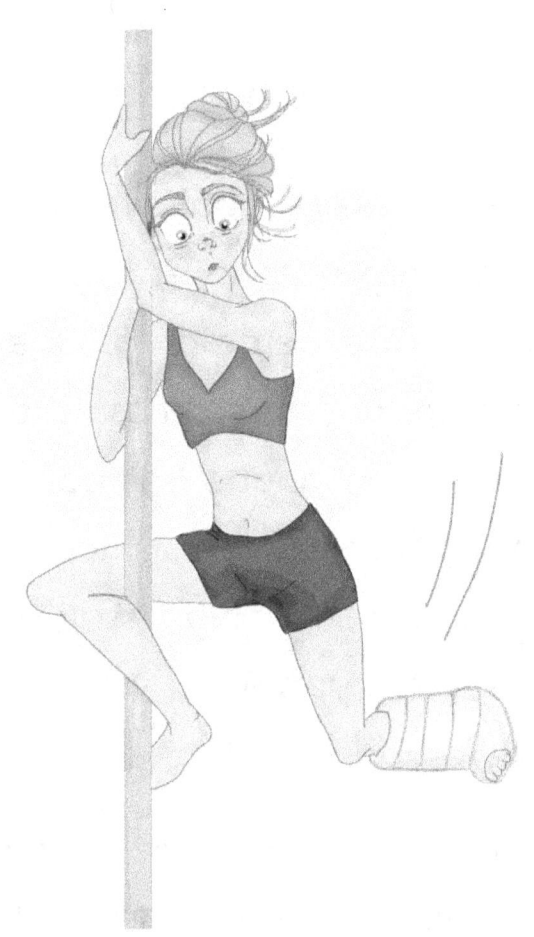

7 Alimentación para la recuperación de lesiones

En primer lugar, quiero recalcar lo que venimos viendo hasta ahora, pero que no es hasta que no nos lesionamos que no nos percatamos que había algo que probablemente no estábamos haciendo bien. Una mala alimentación puede ser causante de lesiones. Por su puesto no es el único factor, porque si fuera así, todos comeríamos súper bien y saltaríamos de 4 metros de altura sin preocuparnos... y no sé vosotros, pero yo eso paso de probarlo. ☺

Por eso digo que la alimentación, si no es correcta, si no contiene los nutrientes adecuados, puede ser un factor que nos encamine a padecer ciertas lesiones.

Y si padecemos una lesión, ¿qué podemos hacer? Bien, hay que ponerse en manos de especialistas (traumatólogos, fisioterapeutas...) que puedan valorar y diagnosticar el caso, y pautarnos un tratamiento de recuperación a seguir.

Las lesiones pueden hacernos interrumpir nuestra práctica deportiva o reducir o limitar significativamente nuestros entrenos.

En el caso de lesiones muy severas, en las que se debe inmovilizar el miembro, se produce una pérdida de muscular, de su función y de fuerza.

Aunque la reparación de esa lesión va a depender del tipo de ésta, grado de gravedad, estado previo de forma física de la persona; si existe la posibilidad, lo ideal es que usemos la cronobiología para acelerar el proceso de recuperación.

La cronobiología es la ciencia que estudia los ritmos biológicos de los seres vivos, nuestros relojes internos. ¿Por qué es importante la cronobiología? Pues porque sabiendo el horario en el que nuestro cuerpo segrega ciertas hormonas, o realiza ciertas actividades, podemos adecuar nuestra propia rutina para beneficiarnos del momento en el que nuestro cuerpo está más receptivo para eso.

En el caso de las lesiones, y según la cronobiología, durante las mañanas percibimos en menor grado el dolor, por lo que se aconseja que la primera fase de recuperación se realice durante estas horas ya que así podremos adelantar el proceso. Una vez podamos realizar con fuerza los movimientos que ya realizábamos antes de lesionarnos empezaremos la segunda fase de recuperación en nuestro caso por las tardes, ya que es más recomendable realizar ejercicios de fuerza en este horario. Iremos volviendo poco a poco a la normalidad durante estas horas.

También es muy recomendable y una buena ayuda para la recuperación repasar mentalmente los movimientos de contracción y relajación de los músculos implicados en la figura que queramos hacer ya que se ha visto que mejora la fuerza muscular y esto nos ayuda a recuperarnos más rápido.

Mientras se lleva a cabo la recuperación física de la manera que nos hayan pautado, debemos adecuar la alimentación a esta etapa, para aportar a nuestro organismo aquellos nutrientes que favorezcan la mejora rápida y completa.

Ácidos grasos esenciales. Los hemos ido viendo en varios capítulos, y es que sus funciones son varias. Entre ellas por lo que son más conocidos es por su propiedad antiinflamatoria y porque aumentan la velocidad de recuperación de tejidos dañados.

Zinc. Ayuda en los procesos de cicatrización como ya hemos visto en capítulos anteriores, y también tienen un papel en la prevención de la inflamación.

Vitamina A. Es una vitamina que también está implicada en la recuperación ósea.

Selenio. Importante para que se produzcan correctamente las reacciones que se llevan a cabo en nuestro interior y que se encargan de evitar la oxidación del organismo.

Vitamina B6. Como una de sus funciones radica en la formación de glóbulos rojos, ayuda en la mejora del sistema muscular. A mayor cantidad de glóbulos, mayor transporte de oxígeno y nutrientes por todo el cuerpo, en concreto hacia el lugar lesionado.

Vitamina C. Cicatrizante por naturaleza, además de heridas esta vitamina ayuda a recuperarse en caso de rotura de fibras, y al igual que el selenio, es un potente antioxidante.

Proteínas. Dado que la inmovilidad o limitación de movimientos del músculo afectado provoca una disminución de su masa, es interesante aumentar la cantidad de proteínas a ingerir durante el periodo de convalecencia. Otra manera de conseguir minimizar este catabolismo es con el consumo de aminoácidos durante el tiempo que dure el parón.

Y si hay ahora un ingrediente que por excelencia se utiliza para la recuperación, no sólo de lesiones, sino post entreno, es la cúrcuma. La cúrcuma es una especia que es la que le da color al curry y que ha resultado ser un ingrediente con unas propiedades antiinflamatorias extraordinarias.

¡Apunta!

Una fórmula de desayuno recuperadora puede ser un yogur con 2 cucharaditas de cúrcuma, un puñado de nueces y una fruta.

Alimentos para recuperarse de una lesión

Ácidos grasos esenciales. Pescados como el atún, caballa, salmón, sardinas... (3 veces por semana). El aceite de lino y las nueces también son fuente de estos ácidos grasos.

Zinc. Semillas de calabaza y pipas de girasol, yogur, frutos secos, legumbres y algunos mariscos.

Vitamina A. Espinacas, zanahorias, mango.

Selenio. Bacalao, yema de huevo, atún, germen de trigo, mariscos.

Vitamina B6. Germen y salvado de trigo, levadura de cerveza, legumbres, verduras de hoja verde, garbanzos, patatas con piel.

Vitamina C. Kiwi, fresas, naranjas, pimientos, guayaba, perejil...

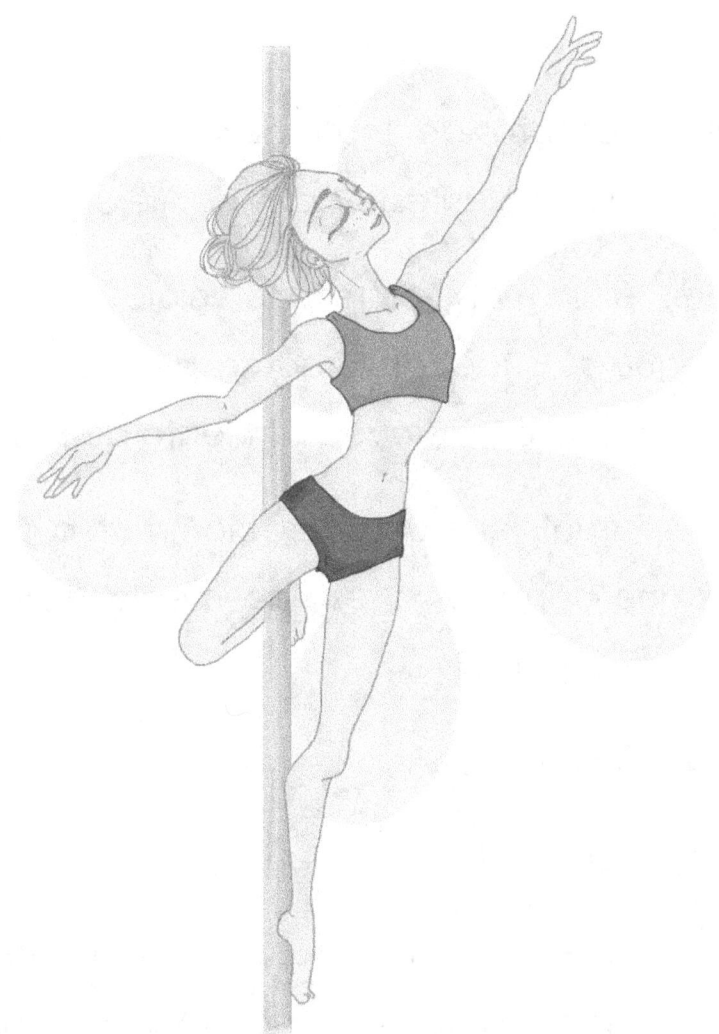

8 Chicas: ciclo menstrual, alimentación y entreno

¿Recuerdas los libros de "naturales" o "ciencias"? Pues va a sonar un poco así este capítulo, ¡jeje!

Vas a ver ahora las partes del ciclo menstrual, los cambios que se suceden y cómo afecta esto a nivel de rendimiento y de aprovechamiento de nutrientes.

El ciclo menstrual tiene una duración media de unos 28 días, aunque como digo es una media. ¿Qué ocurre durante estos 28 días?

- **Fase folicular.**

Comprende de los días 1 al 14.

- Del día 1 al 7, aproximadamente, se empieza a contar desde el primer día del periodo. Se la conoce como "fase menstrual".
- Del día 7 al día 14, esta fase se llama "fase proliferativa".

En los primeros 7 días, las hormonas tienen niveles bajos. A partir del séptimo día, empiezan a aumentar, sobre todo los estrógenos. Antes del día 14, hay una subida de FSH (hormona estimulante del folículo) y LH (hormona luteinizante) también.

Durante estos 14 días de fase folicular, estas hormonas llamadas estrógenos hacen que el interior del útero se prepare para un posible óvulo fecundado. A su vez, otra hormona hace que los folículos ováricos, donde se encuentran los óvulos, crezcan. El aumento de estrógenos aumenta también la secreción de la hormona encargada de romper estos folículos para que se libere el óvulo que contienen.

¿Qué significa todo esto?

Cuando tenemos la menstruación, la progesterona y los estrógenos disminuyen.

Durante la menstruación, debemos aumentar el aporte de hierro en nuestra dieta y es aconsejable que disminuyamos la intensidad del entreno, pero sin dejar de entrenar ya que al hacerlo liberamos endorfinas, que actúan como anestésicos.

Durante toda la fase folicular (los 14 días) los estrógenos aumentan progresivamente. Los estrógenos son la hormona que ayuda a oxidar mejor los hidratos de carbono.

¿Qué hacer? En esta fase podemos aumentar la carga de hidratos ya que aumenta la recuperación muscular. Tenemos más fuerza. En este momento del ciclo menstrual nos sentimos más fuertes.

- **El día 14**

El día 14 es el día que se produce la ovulación.

Durante la ovulación y dos o tres días antes, esta no afecta al rendimiento, pero sí que puede disminuir el apetito. Aumentan los estrógenos y la temperatura se acerca a unos 37 grados. Puede provocar sudoración excesiva.

- **Fase lútea.**

Es la fase comprendida entre el día 14 y el 28, y es la fase secretora.

En la fase lútea, la última parte del ciclo, aparece la hormona progesterona. Esta aumenta la retención de agua, por lo tanto afecta a nuestro peso corporal, nos sentimos hinchadas. Aumenta también la temperatura basal y la frecuencia cardíaca, y aparecen síntomas de depresión y baja autoestima. Esta hormona tiene un efecto destructivo sobre las proteínas, por lo tanto, nos recuperamos peor de un entreno.

En esta parte final del ciclo podemos sentir el síndrome premenstrual, que en cada mujer es un mundo. Hay chicas que no tienen ningún síntoma y chicas que tienen muchos, y no son los mismos en una que en otra.

¿Qué hacer? El hecho de que la progesterona aumente hace que aprovechemos peor en esta fase los hidratos de carbono. Además, aumenta la retención de líquidos y aumenta también el apetito por dulces y snacks.

Sin embargo, en esta fase oxidamos mejor las grasas y esto aumenta el rendimiento aeróbico.

Justo antes de tener la menstruación, tenemos ese sentimiento de fuerza ligado a un aumento de los estrógenos de nuevo.

Así es nuestro mes a mes, chicas. Lo mejor que podemos hacer es dedicarnos unos meses a estudiarnos, para sacar el mayor rendimiento de nosotras mismas según la fase en la que nos encontremos.

Y sí, como habéis visto, durante la ovulación no hay dry-hands que valga... es más que probable que sudemos ¡aunque hagamos una inmersión en una bañera llena de estos preciados líquidos! ☺

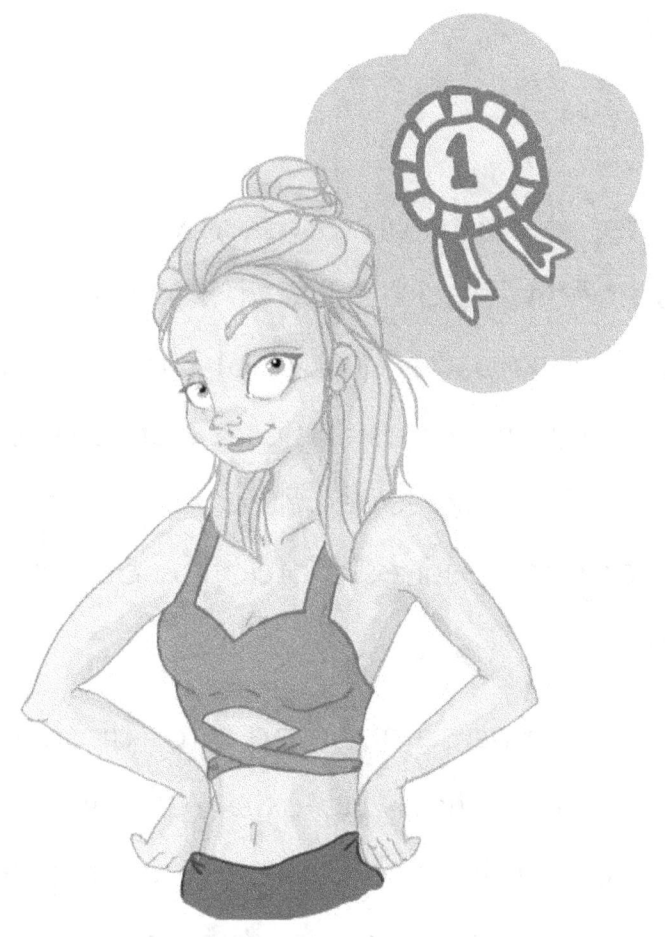

9 Las necesidades nutricionales del atleta de Pole sport

Actualmente no existe un consenso exacto de las necesidades concretas de cada macronutriente (proteína, grasa e hidrato de carbono) que se requiere en cada uno de los deportes, incluso, como es el caso, no existe ningún estudio que valore qué necesidades exactas puede requerir esta práctica deportiva que es el Pole sport.

Para ello, tal y como se hace en otras disciplinas, se estudian las características de éste y se clasifica en grupos según su similitud con otros deportes. Podríamos decir que el pole sport es un deporte de potencia y velocidad, similar a una carrera de vallas, patinaje artístico o gimnasia deportiva, en los que se necesita fuerza, flexibilidad, coordinación, potencia, velocidad, agilidad, precisión y resistencia cardiovascular, combinados normalmente en un tiempo relativamente corto (en el caso del pole sport, lo que puede durar una coreografía, que suelen ser 4 minutos).

Las proporciones son aproximadas y pueden variar en función de cada persona ya que, como hemos visto, cada uno de nosotros somos diferentes y el consumo energético no es exactamente igual ya que depende de muchos factores (no es lo mismo el que está todo el día haciendo actividad física que el que entrena 2 horas y el resto del día está sentado en una oficina).

Pasa lo mismo cuando se acerca una competición: aumentamos la cantidad de entrenos y además de querer seguir teniendo fuerza, querríamos pesar un poco menos para ejecutar con mayor agilidad la coreografía, por lo tanto, de nuevo, la alimentación previa a la competición se debe adaptar para lograr eso sin perder fuerza.

La dieta para mejorar el rendimiento debe ser, por lo tanto, una dieta que cumpla los siguientes principios:

1.- Que aporte una cantidad de energía adaptada a las necesidades reales del deportista.

2.- Que esté equilibrada la entrada de nutrientes energéticos, con los nutrientes plásticos y de reserva, así como con los micronutrientes.

3.- Que contenga todas las vitaminas y minerales necesarios para asegurar una buena excreción de todos los elementos oxidativos que se generan con la práctica deportiva, así como el buen funcionamiento del metabolismo en general.

4.- Que aporte una correcta hidratación para garantizar la regulación del calor y mantener estable el equilibrio interno.

Alimentación previa, durante y post competición

La alimentación de un atleta de pole sport que practica este deporte a nivel de competición o entretenimiento se distribuye a lo largo del año de manera ligeramente diferente de aquél mismo deportista si es de alta competición.

En nuestro caso vamos a ver cómo será una correcta planificación alimentaria para el primer grupo: aficionados y competidores.

A lo largo del año debe establecerse un ciclo para el cual se irá adaptando la dieta en función de las necesidades en cada una de las etapas.

Imaginemos que se presenta una competición en el mes de mayo, el último fin de semana. Este es nuestro punto de partida para planificar cómo será la dieta- y los tipos de entrenos- hasta entonces.

Para ello, se puede dividir en fases la alimentación:

- La fase de preparación que como su nombre indica, y según el ejemplo que hemos puesto, tendría lugar durante los meses de otoño e invierno.

En esta fase de preparación se llevará a cabo una alimentación saludable. La distribución de calorías, por lo tanto, sigue el patrón recomendado para la población general.

- La fase de competición, que sería un poco más tarde desde el inicio de la primavera y hasta la competición.

En esta etapa nos encontramos con 2 fases diferentes: la previa a la competición y la de durante la competición.

- La fase de transición o recuperación, que sería posterior a la competición, durante los meses de verano en el ejemplo.

La alimentación a seguir después de la competición será una alimentación enfocada a recuperar correctamente todos los depósitos y reestablecer todo el organismo de nuevo.

Recuerda que, si quieres mejorar tu rendimiento al máximo, debes ponerte en manos de un nutricionista que pueda elaborar un plan adaptado a tus necesidades exactas.

Primera fase: preparación

Para el ejemplo que hemos mencionado esta fase la empezaríamos a finales de septiembre. En esta primera fase se recomienda seguir los estándares de una alimentación saludable.

¿Qué es una alimentación saludable, qué puedo y qué no puedo comer?

Una alimentación saludable es aquella que nos aporta la cantidad de nutrientes necesarios para hacer frente a los gastos y necesidades que tiene nuestro organismo para la edad, sexo, actividades diarias y ejercicio que practicamos.

Esta alimentación, para que sea saludable, debe ser equilibrada, variada, suficiente, satisfactoria, segura, adaptada y completa.

- Equilibrada: que nos aporte de todos los grupos de alimentos (frutas, verduras, carnes...).

- Variada: que dentro de cada grupo de alimentos (frutas, verduras, carnes...) no comamos siempre el mismo alimento. Por ejemplo, sabemos que el grupo de las frutas es un grupo de alimentos rico en vitaminas y minerales principalmente. La naranja nos aporta vitamina C, pero si necesitamos potasio, ¿qué fruta es rica en este mineral? El plátano. Por lo tanto, aunque los dos son frutas, no aportan los mismos nutrientes. Por eso es importante variar, para aprovechar las propiedades de cada uno al máximo.

- Suficiente: ni mucho ni poco. Lo necesario, lo que cada uno necesite en función de su gasto que ya hemos visto que va a depender de la edad, el sexo, el tipo de trabajo que desempeñe, las horas de entreno y tipo de deporte que realice...

- Satisfactoria: por su puesto debe ser placentera, porque comer cosas que no gustan o recetas insípidas lo único que puede provocar es que dejemos de comer "bien", que perdamos la adherencia por ese plan alimenticio.

- Segura: los alimentos que consumamos deben ser aptos para consumo humano, libres de contaminantes o tóxicos, o cualquier sustancia que pueda ser nociva para el ser humano.

- Adaptada: a las características, gustos, cultura, situación fisiológica, enfermedades, situación social de la persona.

- Completa: que contenga todos los nutrientes necesarios para el organismo y en las cantidades correspondientes.

-

La distribución de macronutrientes para una dieta saludable es un estándar para toda la población sana en general, y se distribuye de la siguiente manera:

- El 50-60% de las calorías totales de tu dieta diaria deben provenir de los hidratos de carbono.

- El 15-20% de las calorías totales de tu dieta diaria debe provenir de las proteínas.

- El 25-30% de las calorías totales de tu dieta diaria debe provenir de las grasas.

Cada uno de estos nutrientes aportan calorías:

- 1 gramo de hidrato de carbono aporta 4 Kilocalorías

- 1 gramo de proteína aporta 4 kilocalorías

- 1 gramo de grasa aporta 9 kilocalorías

¿Y cuántas kilocalorías debo ingerir?

Ahí está el quid de la cuestión. Esto va a depender de nuevo de otros factores intrínsecos y extrínsecos. Por ejemplo, tu metabolismo. El metabolismo es la energía que necesita tu cuerpo para, estando en reposo, cumplir con las funciones mínimas. Bien, pues el metabolismo de cada persona es diferente. Y esto es bien sabido porque siempre hay alguien que, suertudamente, come lo que le da la gana y siempre se mantiene delgado. Probablemente su metabolismo sea rápido, y al estar ligeramente más acelerado, quema más incluso en reposo.

¿Qué más influye? La cantidad de ejercicio, por su puesto. El ejercicio es el mayor activador del metabolismo, por lo tanto, a mayor cantidad de ejercicio, mayor quema de energía incluso en reposo.

Otros factores son: el sexo, la edad, la etnia, si existen patologías...

Así pues, el cálculo de calorías debe ser personalizado y ajustado a cada persona. Por eso no es nada recomendable utilizar la dieta de la vecina que le fue tan bien a ella. Si tú eres único, ¿por qué tu dieta iba a ser igual que las del resto?

Sabiendo el total de calorías que debes consumir en función de tu objetivo (ganar fuerza, mantenimiento, pérdida de peso...) podrás saber la cantidad de cada macronutriente que tienes que ingerir diariamente, y así, los alimentos.

Hay que aclarar que los alimentos no son exclusivamente ricos en un solo nutriente. Hay alimentos que son más ricos que otros en algún nutriente y por eso se clasifican en un grupo o en otro. Pero en su composición podemos encontrar en menor proporción otros nutrientes igualmente importantes.

Vamos a ver la clasificación de alimentos según su composición nutricional (y sus proporciones según las raciones en una dieta equilibrada que hemos de consumir al día).

- Frutas, verduras y hortalizas:
  Este grupo de alimentos nos aportan vitaminas, minerales y fibra. Debemos consumir 5 raciones o más, entre frutas y verduras, diariamente. Por ejemplo: 2 platos de verdura y 3 piezas de fruta.
  Deben ser nuestra base en una alimentación equilibrada.

Fruta: plátano, kiwi, pera, manzana, fresas, mandarina, naranja, melocotón, piña, melocotón, papaya, mango, nectarina, nísperos, cerezas, uvas, albaricoques, higos...

Verduras: lechuga, espinacas, acelgas, judías verdes, canónigos, brócoli, col, zanahorias, calabacín, berenjena, cebolla, tomate, espárragos verdes o blancos, calabaza, puerro, escarola, apio, pepino, pimientos, remolacha...

✓ Cereales, arroz, patatas...:

Este grupo de alimentos nos aportan hidratos de carbono. Además de los cereales, el arroz, y las patatas, las legumbres y la pasta también son fuente de estos nutrientes.

Es recomendable consumir de 3 a 4 raciones de estos alimentos diariamente.

Algunos alimentos de este grupo son el arroz (integral, basmati...), la quinoa, la avena, el mijo, la pasta, la patata, el boniato, las tortitas de arroz o avena o maíz, las judías blancas, los garbanzos, las lentejas, los azuquis, el pan...

✓ Alimentos proteicos:

La recomendación es consumir 2 raciones de alimentos que aporten proteína al día, aunque están basados en una recomendación de gramos de proteína por persona y día que se considera baja.

Conseguiremos proteínas de origen animal en alimentos como la carne, el pescado o los huevos:

Carnes: pollo, conejo, pavo, partes magras del cerdo. Carnes rojas y de caza sólo ocasionalmente: ternera, buey, jabalí...

Pescados: atún, arenque, salmón, abadejo, merluza, bacalao, trucha, sardina, sepia...

Y la proteína de origen vegetal la podemos conseguir en alimentos como el tofu, el tempeh, soja,

Heüra, soja texturizada, los frutos secos y las legumbres.

✓ Alimentos con calcio:

La recomendación en cuanto a las ingestas de alimentos ricos en calcio es de consumir de 2 a 4 raciones diarias. ¿Qué alimentos nos aportan calcio? Pues la leche, el queso y los yogures. Pero también encontramos calcio en la col, la coliflor, el kale, las almendras o las semillas de sésamo.

✓ Grasas:

Sí, grasas. ¡Pero no cualquiera! En este grupo encontramos el aceite de oliva virgen extra, los frutos secos o grasas vegetales como las que contiene el aguacate.

La base de nuestra alimentación debemos construirla sobre un lecho de alimentos que nos aporta la propia tierra directamente, es decir, **frutas, verduras y hortalizas**. Como hemos visto, hay que consumir mínimo 5 raciones a lo largo del día. Esto son 2 platos de verdura

(verdura cocida, al wok, ensaladas, al horno, al vapor...) y 3 piezas de fruta (a poder ser enteras). No, no es tanto. Todo es cuestión de organización, luego lo veremos. Respecto a este grupo de alimentos, cabe destacar:

- Siempre es mejor que sean frutas y verduras frescas y de temporada.

- Sobre las verduras, es recomendable que una de las dos raciones se haga en forma cruda (ensaladas, tomates o zanahorias aliñados...) para garantizar que conservan los minerales que por ejemplo se pierden en el agua de éstas si las hervimos, o que mantienen algunas de las vitaminas que se destruyen por calor.

- La mejor cocción para las verduras es el vapor, pues es menos agresivo y mantiene la mayor parte de sus vitaminas y, sobre todo, de sus minerales.

Sobre los alimentos que aportan hidratos de carbono, tenemos alimentos como **el arroz, las patatas, la pasta, el pan**... Este grupo de alimentos es muy conocido, y además últimamente está siendo estigmatizado. ¿Cuántas veces habéis oído lo de "hidratos por la noche no, que engordan" o "para adelgazar, deja de comer pan y patata" ...? Esto son un par de los muchos mitos que rodean a la alimentación. Y es que, aprovecho para abrir un paréntesis: detrás de todas estas afirmaciones hay mucha desinformación. Por eso me veo en la obligación de explicar más acerca de estos alimentos:

o Primero: no se puede estigmatizar a un alimento por su capacidad (irreal o mal entendida) de "engordar" a una persona. Cada cuerpo es un mundo y lo de "a mi prima le funcionó" está muy pasado ya. En la jerga de nutricionistas, a esto le llamamos "amimefuncionismo", y es que sin duda, afirmaciones de este tipo las oímos a diario.

o En segundo lugar, no todos los hidratos de carbono son iguales, mejor dicho: no todos los alimentos que aportan hidratos son iguales. Y me explico. Podemos encontrar alimentos con hidratos de carbono que sean nutricionalmente pobres. Suelen ser alimentos cargados de hidratos de absorción rápida (azúcar) y que, casualmente, no nos aportan ninguna riqueza nutricional (ningún otro nutriente que podamos aprovechar o por el que merezca la pena meterse esa bomba de relojería entre pecho y espalda). ¿Qué alimentos son? Pues galletitas, bollería, caramelos... ¿Qué aportan? Azúcar principalmente. Y otros ingredientes despreciables.

¿Qué alimentos con hidratos de carbono son recomendables? Pues la respuesta será fácil: el resto y cuanto menos procesado, mejor. Las patatas, por ejemplo, si no están cocinadas en un mar de aceite, son una fuente muy óptima de hidratos. El pan, las pastas y el arroz siempre que sea posible integrales todos ellos. Y no, no quiere decir que lo integral engorde menos, no. Los alimentos integrales, conservan parte de la cáscara de estos cereales en las que podemos encontrar más minerales y vitaminas y sobre todo, fibra. Esto es lo que hace que un alimento con hidratos sea estrella frente a otros que ensucian su imagen.

Ah... y un apunte... las cantidades y la manera de cocinar, importan. Porque bueno, como cualquier alimento, todo lleva calorías, pero no es lo mismo comerse una patata mediana hecha al horno, que 2 patatas grandes cortadas a gajos y fritas... ;)

¡Seguimos! Otro grupo de alimentos que debemos consumir, son aquellos que nos aportan proteínas. Ya hemos visto que existen las proteínas animales y las vegetales y que, aunque lo ideal es que consumiéramos más proteína vegetal que animal, podemos conformarnos con que hagáis la mitad de vuestro aporte de proteína a través de alimentos de origen animal, y la mitad de origen vegetal.

Por su puesto, veganos, como también hemos visto, se vive bien sin proteína de origen animal, por lo tanto, en vuestro caso no hace falta ni que mencione (pero lo digo para repasar) que no es necesario añadir nada de origen animal si respetamos lo que hemos visto con anterioridad acerca de las combinaciones en algunos casos. También hemos visto que hay algunos alimentos que nos aportan esta proteína completa, y que por lo tanto no es necesario complementar con otros. Estos son **la soja (tofu, tempeh, soja texturizada, heüra...), los garbanzos, la quinoa o las semillas de cáñamo.**

Y sobre los alimentos que nos aportan proteínas de origen animal, encontramos las **carnes, pescados y huevos.** Por orden, preferiblemente consumiremos más pescado. Luego podemos consumir carnes, que las hay "rojas" y "blancas". En este caso, daremos siempre preferencia a las blancas, por lo tanto, carne roja: una vez máximo por semana. Y le sigue el huevo, otro que salió escaldado tiempo atrás por su aparente contribución en el aumento del colesterol y que se ha visto que no es cierto. Si no hay una contraindicación médica, huevos enteros se pueden comer hasta 7 a la semana (un huevo entero cada día).

En ultimísimo lugar: embutidos. ¿Qué pasa con el pavo o el jamón? Bueno, he dicho embutidos, pero no he especificado. "Embutidos grasos". Estos son chorizos, salchichones...

Respecto al pavo quisiera hacer una invitación a comprar pavo en la charcutería o leerse muy bien las etiquetas de las lonchas que venden envasadas, porque alucinaréis cuando veáis que algunas marcas comercializan "algo" de lo que sólo el 45% de los 100g que hay, son pavo... ¿y el resto? Féculas, patatín, patatán... Así que, ¡armaros de paciencia y leer bien los ingredientes antes de dejar algo en la cesta de la compra!

Seguimos con los alimentos que aportan clacio. El grupo más conocido son los lácteos y estos también han sufrido últimamente desprecios y alabanzas. Lo cierto es que son el grupo de alimentos que nos aporta mayor cantidad de calcio y además vitamina D, que nos ayuda a absorberlo entre otras funciones. En este grupo encontramos **la leche, el queso y el yogur** como alimentos que podemos consumir diariamente. Pero vamos a puntualizar:

- Si no tienes intolerancia a la lactosa, ¿por qué bebes leche sin lactosa? ¿Sueles tomarte ibuprofenos cuando no te duele nada? Pues lo mismo con la leche: si no tienes ningún problema de intolerancia, bebe la leche con toda su esencia y su lactosa.

- Y, a no ser que tu nutricionista te diga lo contrario, esta leche es mejor que sea con toda su (poca) grasa. Es mejor optar por la leche entera ya que conserva toda su grasa y en ella se concentra esa vitamina D que contiene de manera natural (que es la que nos ayuda a absorber y fijar el calcio en los huesos).

También cabe destacar que los lácteos no son los únicos que aportan calcio a la alimentación. Recuerda que hay alimentos vegetales como la col, las semillas de sésamo, el kale… que también nos aportan este mineral.

Y sobre el aporte de grasas, vamos a hablar del aceite y es que se trata del oro líquido de la alimentación. El **aceite de oliva virgen extra** es la grasa por excelencia que se debe utilizar para cocinar y aliñar cualquier plato que se preste. Pero ojo: tampoco podemos hacer un "American Pie" en aceite, por muy bueno que sea. Como siempre, el equilibrio es lo que hará que nos mantengamos en unas buenas condiciones. Lo ideal es no superar las tres cucharadas soperas de aceite al día, tanto para aliñar como para cocinar.

Acabamos de ver qué alimentos debemos consumir por el tipo de nutrientes que nos aportan. Vamos ahora a ver las raciones aproximadas para una dieta estándar.

Siempre que hablamos de cantidades de nutrientes nos referimos a la cantidad que encontramos de estas sustancias en 100g de producto. Para facilitar este trabajo, los nutricionistas trabajamos con "raciones" de tal manera que no debes preocuparte de llevar la calculadora encima para saber cuánto comer de cada cosa, pues cumpliendo con las raciones se consiguen aportar los nutrientes necesarios para el organismo y por lo tanto, seguir una alimentación equilibrada.

1 RACIÓN DE CADA ALIMENTO EQUIVALE A...

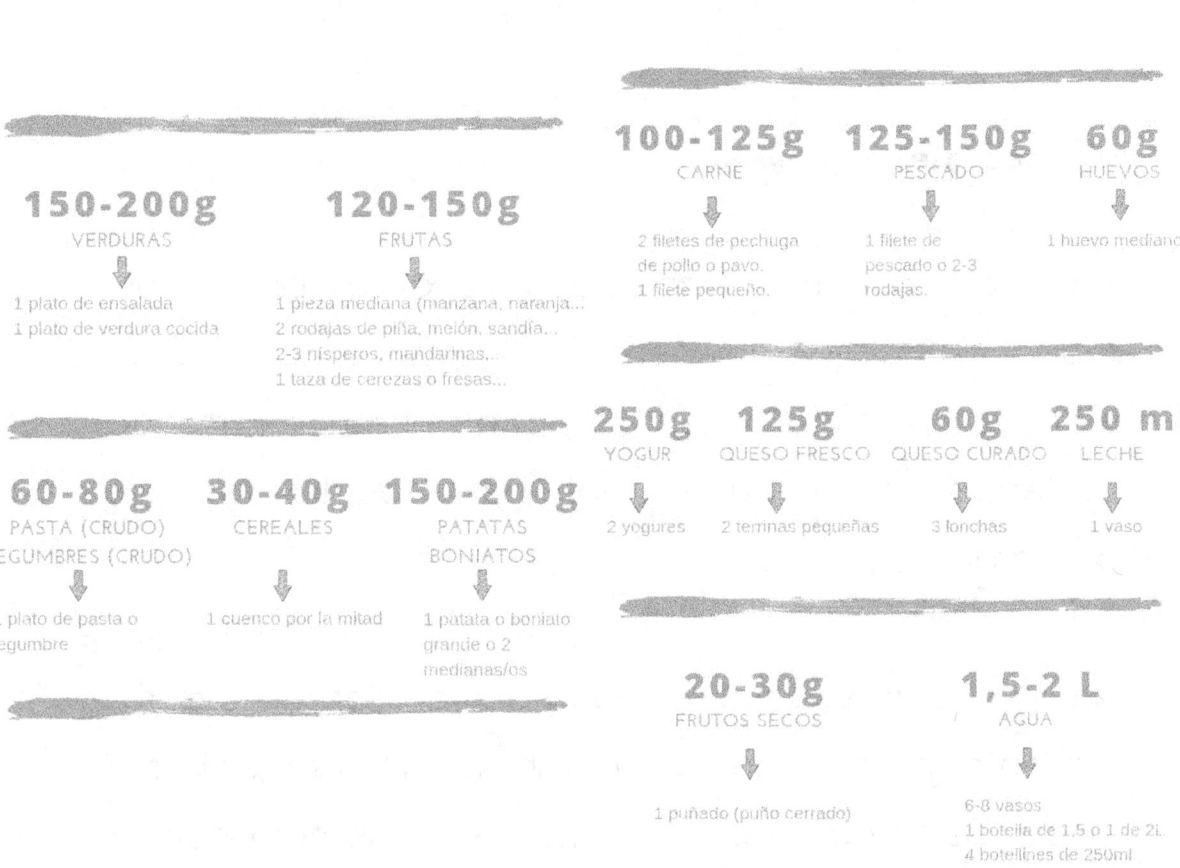

150-200g
VERDURAS
⬇
1 plato de ensalada
1 plato de verdura cocida

120-150g
FRUTAS
⬇
1 pieza mediana (manzana, naranja...
2 rodajas de piña, melón, sandía...
2-3 nísperos, mandarinas...
1 taza de cerezas o fresas...

60-80g
PASTA (CRUDO)
LEGUMBRES (CRUDO)
⬇
1 plato de pasta o
legumbre

30-40g
CEREALES
⬇
1 cuenco por la mitad

150-200g
PATATAS
BONIATOS
⬇
1 patata o boniato
grande o 2
medianas/os

100-125g
CARNE
⬇
2 filetes de pechuga
de pollo o pavo.
1 filete pequeño.

125-150g
PESCADO
⬇
1 filete de
pescado o 2-3
rodajas.

60g
HUEVOS
⬇
1 huevo mediano

250g
YOGUR
⬇
2 yogures

125g
QUESO FRESCO
⬇
2 terrinas pequeñas

60g
QUESO CURADO
⬇
3 lonchas

250 ml
LECHE
⬇
1 vaso

20-30g
FRUTOS SECOS
⬇
1 puñado (puño cerrado)

1,5-2 L
AGUA
⬇
6-8 vasos
1 botella de 1,5 o 1 de 2L
4 botellines de 250ml

Recuerda, esto es orientativo: cada persona es particular y lo ideal es que consultes con un nutricionista colegiado para que pueda aconsejarte las raciones adecuadas a tus necesidades personales.

Segunda fase: competición

Hasta ahora hemos hablado de una distribución estándar de los macronutrientes, lo que se conoce como dieta "equilibrada" y que es esa que hemos visto que podemos aplicar durante los meses de la "fase de preparación".

Ahora pasamos a hablar de la distribución de macronutrientes para la fase de "competición". Esto es hasta el día de la competición. En nuestro ejemplo puede empezarse a mitad de abril y debe durar hasta el día de la competencia.

Esta alimentación va encaminada a mantener la forma física que se ha conseguido hasta ahora con los entrenos, incluso afinarla un poco, y a la vez asegurar una buena reserva energética para el gran día. Es aconsejable que des de este momento, la intensidad de los entrenos disminuya ligeramente para evitar un sobreesfuerzo. Hasta ahora que ya habrás probado todas las figuras posibles y lo habrás metido en coreografía. Desde este momento lo ideal es que los entrenos pasen a ser ensayos de coreografía sin mucho mayor esfuerzo que el de aumentar la capacidad cardiorespiratoria y mejorar la parte artística en el conjunto.

Como he explicado antes, no hay estudios alrededor de la nutrición deportiva para el pole sport, por lo que la propuesta de calorías totales la proporción de cada macronutriente que vas a ver a continuación se basa en mis conocimientos como nutricionista, practicante y competidora de esta disciplina.

La distribución de estas proporciones se basa en el principio que se conoce como "balance de nitrógeno" que en todos los casos debe resultar positivo. El nitrógeno es una sustancia que se desprende cuando se las proteínas se degradan, y si el balance que nos da es negativo significa que estamos excretando demasiado, lo que viene a decirnos que se están perdiendo demasiadas proteínas. Una pérdida de proteínas nos indica una pérdida de masa muscular. ¡Esto no nos interesa!

Nos interesa quedarnos con un balance positivo, por lo tanto, la cantidad de proteína a ingerir debe estar calculada para conseguir que este balance siempre sea positivo. Aunque como ya hemos visto cada persona es un mundo por lo que lo recomendable es estudiar el caso de cada deportista, la propuesta que vas a ver a continuación es una recomendación estándar, para un atleta competidor de pole sport, adulto y sano.

Los cálculos de estas proporciones se basan pues en conseguir un balance positivo de nitrógeno, y para ello me he basado en las evidencias actuales que recomiendan una ingesta de proteína de 1,6 a 1,8 g por kilo de peso, al día. De nuevo es importante personalizar.

Para este supuesto, el valor acotado ha sido 1,6g de proteína por kilogramo de peso al día.

Para calcular el porcentaje sobre la ingesta de grasas he mantenido el estándar recomendado, ya que como hemos visto, este macronutriente desempeña funciones muy importantes en nuestro organismo –sobre todo a nivel hormonal.

En consecuencia, el porcentaje total de hidratos de carbono se ha disminuido ligeramente respecto a las recomendaciones de alimentación equilibrada para población general.

Distribución de nutrientes para alimentación en la fase de preparación de la competición:

- 45% hidrato de carbono
- 25% proteína
- 30% grasas

Para esta fase, la alimentación ha de ser más estricta, y por ello se ha de hacer más énfasis en evitar el consumo de algunos alimentos. A continuación, te detallo estos:

- Azúcares: bombones, golosinas, turrón, mermelada, miel, bollería, galletas, azúcar de caña, azúcar moreno, frutas en almíbar.
- Bebidas: refrescos, zumos industriales.
- Harinas refinadas: pan blanco, cereales no integrales, harina blanca…
- Grasas: fritos, rebozados, embutidos grasos.
- Alcohol.

Recuerda que debes incluir las verduras y las frutas como alimentos ricos en vitaminas y minerales y beber agua a lo largo del día.

Puedes ver un ejemplo de este tipo de menú para un día en el capítulo 12.

En este caso, las proporciones se han adaptado a las necesidades: entrenos de coreografía más seguidos. Hay una ligera reducción de los hidratos de carbono –sin eliminarlos, pues son una buena fuente de energía - y un aumento de la proteína ya que haremos un buen uso de esta en estos nuevos entrenos, evitaremos que se pierda músculo y favoreceremos a una recuperación mejor y más rápida de estos de la próxima sesión de entrenamiento.

Las grasas –saludables- ya hemos visto que son igualmente necesarias ya que además de aportar algunas vitaminas, forman parte del transporte de otras – algunas necesarias para la flexi- y forman parte de otras muchas reacciones que se producen en el organismo.

Qué comer el día de la competición

El día "D" ha llegado. Es probable que los nervios te impidan comer o bien que tengas un hambre voraz. En ambas situaciones lo ideal es que hayas entrenado este momento, pues a no ser que salgas de los primeros puestos ya sabes que la cosa se va retrasando y a veces, sin darnos cuenta han pasado más de 4 horas y no hemos ingerido nada, o lo que es peor aún, casi no hemos ni bebido. Vamos corriendo a animar a las compañeras, del vestuario a las gradas, de aquí allí y olvidamos que debemos seguir cuidando lo que hemos trabajado hasta ahora que es la buena alimentación. Si quieres salir al escenario con el máximo de energía posible, aquí van algunas recomendaciones para el día "D".

El desayuno procura que sea unas 2 horas antes de tu salida si compites por la mañana. Incluye alimentos ricos en hidratos de carbono de absorción lenta, esta vez sin fibra pues enlentecería su paso por nuestro organismo y no nos interesa para un día como el de hoy.

Hoy no es día para probar nuevas fórmulas, otras frutas, otros tipos de desayunos o suplementos. Debes intentar seguir con tus costumbres, teniendo en cuenta esto de los hidratos y un aporte proteico matutino. Para ello, si duermes fuera de casa, asegúrate antes de qué te van a poner en el hotel, o qué opciones tienes en bares cercanos y sino, llévate tú tu desayuno.

Es el gran día que estabas esperando, así que sé riguroso con el horario que te establezcas y no sustituyas los momentos de la comida por nada que no sean causas mayores.

Ya desde primera hora, bebe agua. Igual que con la comida, no innoves, no utilices ningún tipo de bebida que no hayas probado anteriormente en entrenos, para evitar molestias. Empieza a "entrenar" tu alimentación para el día "D" cuando empieces la segunda fase, y estate atento a tus sensaciones para poder escoger los alimentos que mejor te sientan para este día.

Si sales cerca del mediodía, aprovecha la media mañana para consumir algún alimento rico en hidrato de carbono, por ejemplo, tortitas de arroz, barritas de cereales, plátano... y sigue bebiendo.

No es recomendable consumir frutos secos por el mismo motivo que la fibra: su digestión puede resultar lenta y pesada.

Procura evitar azúcares de absorción rápida antes de salir a competir, ya que precisamente por su capacidad nos provocan una subida de azúcar y de nuevo una bajada que puede ser contraproducente, dando lugar a un ligero cansancio o letargo. En cualquier caso, es recomendable que, de sentir hambre, comas algo pequeño que contenga hidratos de carbono de absorción lenta (un par de cucharadas de arroz, una tortita...). Igual que lo que venimos comentando: no hagas experimentos. Esto debes haberlo probado durante tus entrenos previos para determinar qué es lo que mejor te va y te sienta.

Si tu coreografía es después de comer, come mínimo una hora y media antes de salir, y procura que sea un plato combinado y rico en hidratos de carbono no integrales y proteína. Para evitar de nuevo que pueda retrasarse el proceso digestivo, en este plato no incluiremos vegetales, a no ser que ya hayamos estado comiendo así en nuestros entrenos previos y no nos afecte para nada.

Procura que no sea un plato muy abundante, ya que no queremos dormirnos después de comer... ¡que tenemos que salir a darlo todo!

Y de nuevo, no olvides beber agua. Los nervios aumentan la traspiración y perdemos más líquidos que de costumbre.

Tercera fase: recuperación

Pues una vez pasada la competición, hay que volver a restablecer los valores de nuestro organismo de la manera más rápida y segura posible.

Normalmente, los propios nervios de la competición pueden hacer que no apetezca comer hasta pasado un buen rato desde el momento. Pero hasta que comamos, debemos reponer líquido en pequeñas tomas (lo mejor es que sea agua o alguna bebida deportiva con sales minerales), con tal de ir recuperando el agua perdida durante la coreografía.

Después de haber participado, lo que vayas a comer debe ser rico en hidratos de carbono para recuperar el glucógeno muscular, proteínas y vitaminas.

Puedes consumir alimentos con hidratos de carbono de fácil digestión como por ejemplo patatas o arroz, acompañado de un alimento rico en proteínas, pero poco graso (pavo, pollo, queso fresco, huevo...), y finalizar con una fruta fresca.

Evitar darte un atracón. Aunque tengas mucha hambre, el cuerpo debe primero volver a su normalidad para poder digerir correctamente todo lo que vamos a darle.

BATIDO POST COMPETICIÓN

Un ejemplo puede ser un batido de yogur natural desnatado con 200ml de bebida de arroz, 20g de avena y un plátano.

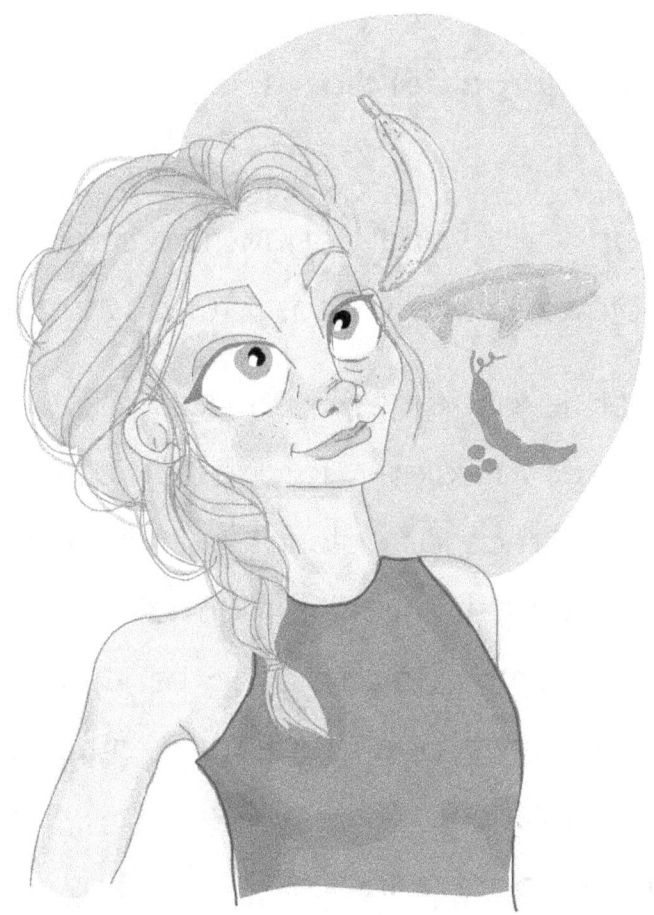

10 Distribución, raciones y cantidades

Distribución a lo largo del día

La distribución va a variar según tu cronobiología, tus horarios laborales y de entrenos y tus costumbres.

Eso de que el desayuno es imperdonable, es un poco comercial. No es tan cierto: la cuestión es que a lo largo del día consumas las calorías que te corresponden distribuido en varias tomas. Y si normalmente no desayunas y no te sientes decaído, no tienes porqué obligarte. Pero si sabes que comiendo algo estás más despierto, más fuerte y mejor, pues no dejes de hacerlo. El cuerpo te manda señales. Escúchalas.

¿Cuántas tomas debo hacer?

Mi recomendación es que mínimo hagas 4 y máximo 6. Esto va a depender de ti, pero también puede variar, no tienes por qué siempre estar comiendo 4 veces. Te pongo un ejemplo: si te preparas para competir y te inicias en una dieta un poco más estricta (siempre pautada por un nutricionista, sino ya sabes que te puedes arriesgar, lesionarte y echar todo a perder), puedes dividir en más tomas las comidas para no pasar tanta hambre o ansiedad.

Cómo organizar un menú

- *¡Qué palo cocinar cada día!*
- *¿Y si me apetece un bocadillo? ¿O una cervecita?*
- *¡Con lo fácil que es hacerse con unas galletas para desayunar! ¡Que son integrales, que lo pone en la caja!*

¿Te sientes identificado con alguna de las frases anteriores? ¿Te lo has dicho alguna vez?

Pues todo eso que acabas de leer – y que es probable que hayas pensado alguna vez- se destruirá con la siguiente lectura, porque ahora que ya sabes lo que aportan los alimentos y las necesidades de nutrientes que tenemos los atletas de Pole sport, toca planificar con comida real el menú para cada día.

Para empezar, es importante que tengas en cuenta algunos conceptos:

✓ La planificación diaria y semanal debe ser variada, es decir, debe contener alimentos diferentes dentro de cada uno de los grupos. Por ejemplo, hay que comer frutas, pero no siempre manzanas, sino que hay que ir variando. Así la dieta semanal no será monótona.

✓ Debe contener la dosis justa de proteínas que ya hemos visto anteriormente. Para ello se deben ir combinando alimentos ricos en proteína en la cantidad justa (si nos pasamos, las proporciones entre macronutrientes variarán). Carne roja (ternera, cerdo, caza...), recuerda que una vez a la semana máximo.

✓ Debe incluir siempre verduras y hortalizas, ya que son alimentos ricos en vitaminas, minerales y fibra y pocas calorías. Lo ideal es que haya dos raciones diarias (para comer y para cenar) y una de estas sea en forma cruda.

✓ Debe incluir al menos 3 piezas de fruta. Y es que de esta manera aseguramos las vitaminas que necesitamos para evitar oxidaciones. Ojo con sustituir las piezas de fruta por zumos comerciales: los zumos comerciales no son zumo puro y suelen contener azúcar añadido. Lo ideal es la pieza entera (troceada, triturada...) o si se hace en zumo, tener en cuenta que normalmente utilizaremos más de una pieza y esto se debe contar también.

✓ Debemos consumir legumbres y para esto podemos hacerlas como un plato principal. Por ejemplo una ensalada de lentejas, humus...

✓ Evitar el consumo de alimentos que nos aporten azúcares simples, o reducir su consumo al máximo: mermeladas, azúcar simple, golosinas, galletas industriales, bollería...

✓ Comer hidratos de carbono de absorción lenta (complejos) y siempre que sea posible, integrales: arroz, pan, pasta... También la tapioca, el maíz, las legumbres o la avena, entre muchos otros.

✓ Aumentar el consumo de pescado a 2 o 3 veces por semana.

✓ Evitar los embutidos, vísceras, alimentos grasos o con grasas poco saludables... y cocciones poco saludables como los fritos.

Teniendo en cuenta esto, prepara una cuadrícula de lunes a domingo, con tantos huecos como comidas vayas a realizar al día, y... ¡a rellenar!

En el capítulo 12 tienes un ejemplo de menú semanal con comidas y cenas equilibradas que puede servirte para crear tus platos☺.

- Entre semana no me apetece cocinar/no tengo tiempo para cocinar.

¿Conoces el batch-cooking? No es más que aprovechar el momento de ponerse a cocinar algo, para hacer o bien más cantidad, o bien más cosas a la vez o cosas similares, y de esta manera, luego las reservas en el frigorífico o congelador, para poder ir consumiéndolas a lo largo de la semana. ¡Y tan sanas, oiga!

Entonces, si el sábado sueles dedicar un poquito más de tiempo para preparar una comida más elaborada, aprovecha el tiempo que estás en la cocina para hervir arroz, hacer un poco de pollo y algo de pasta. Preparar alguna crema de verduras y por ejemplo algo de fruta limpia y cortada en el congelador para batidos.

Y con eso pues: un día que toque arroz, ya lo tienes hecho. Sólo bastará aderezarlo al gusto: con tomate, al curry, con pisto de verduras...

No hay excusas...

- *Pero a mí me apetece un bocadillo...*

Bueno, ¿y quién ha dicho que no puedas comerlo? Eso sí, no cada día, ya lo has visto. Pero un bocadillo, si además cuidas que sea con un pan integral, algo de cocción ligera (por ejemplo, pollo a la plancha, lomo a la plancha...) ... ¿qué tiene de malo? En periodo de competición no está recomendado porque ya hemos visto que es aconsejable que seas más cuidadoso escogiendo los alimentos que vayan a aportar lo que realmente nos va a beneficiar para nuestro rendimiento. ¡Pero gózalo como homenaje cuando hayas acabado tu competición!

- *Pero para desayunar, por ejemplo, ¿por qué no puedo comerme unas galletitas? Solo un par o tres... Las que yo compro son súper sanas: son integrales y llevan quinua/espelta/sémola de "trucutrú" del Himalaya...*

Ojo con los "trucutrús". Las galletas industriales contienen cantidades nada despreciables de azúcares, sal, grasas saturadas, trans... Y poca quinua, espelta o "trucutrús". Esto sirve para vender, pero de "sano" tiene más bien poco.

Puedes comer galletas, claro, pero no diariamente. Parece que es más cómodo, pero ¿por qué no te preparas tú unas caseras? Se aguantan bastante bien si las conservas en un recipiente hermético y no te llevará más de media hora prepararlas. Y lo más importante: serán más sanas. Pero aún y así, ¡no bases tus desayunos/meriendas en sólo galletas! Recuerda que es en la variedad en la que encontramos todos los nutrientes a lo largo de la semana.

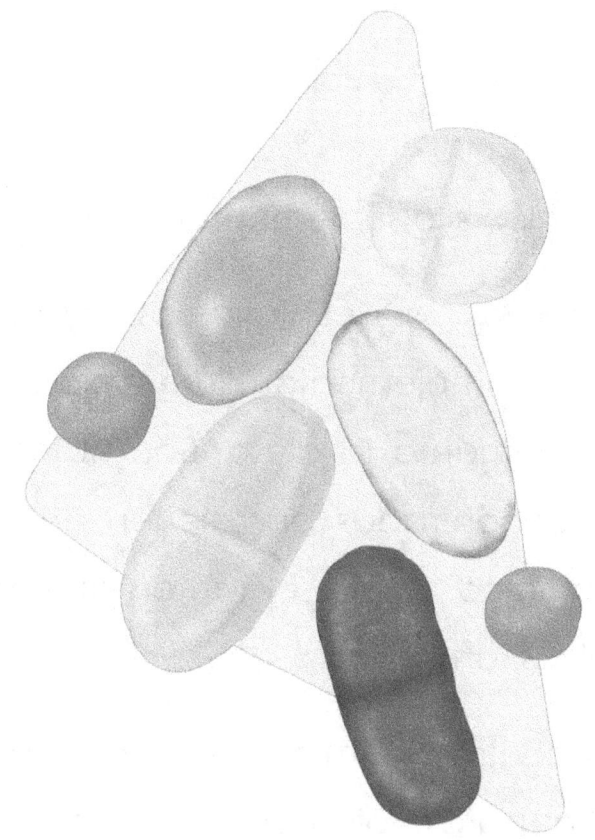

11 Suplementación

¿Suplementación sí o suplementación no?

Vamos a empezar por definir qué es un suplemento. Un suplemento o complemento alimenticio es un producto que complementa la dieta. Son nutrientes u otras sustancias concentradas que tienen un efecto nutricional o fisiológico. Se presentan en diferentes formas: pastillas, polvos, ampollas...

Podemos encontrar vitaminas, minerales, aminoácidos, hierbas u otros para suplementar la dieta.

Esto quiere decir que son preparados que se utilizan para complementar una dieta que pueda ser carente en alguno de estos nutrientes que nos aportan.

Acerca de los suplementos hay que hablar largo y tendido, ya que en sí hay poca ciencia que demuestre que la gran mayoría de los suplementos destinados a deportistas que se venden en el mercado con propiedades maravillosamente extraordinarias, de verdad tengan esas propiedades. Para contra muchos de ellos, además, contienen ingredientes que pueden obstruir la absorción de otros nutrientes necesarios que ingerimos con la propia alimentación, por lo que no sólo no ayudan, sino que pueden entorpecer.

Entonces, ¿cuándo hay que suplementar y con qué?

La suplementación es necesaria cuando por algún motivo con la alimentación correctamente estructurada no se llega a consumir los nutrientes necesarios para ese deportista.

En primer lugar, hemos de revisar que consumamos todos los alimentos que necesitamos, pues los alimentos son los que nos aportan estos nutrientes de manera natural. Si comemos bien y alimentos de calidad, a no ser que nuestro cuerpo no responda bien, no es necesario suplementar.

Vamos a poner un ejemplo. Los batidos de proteínas. Todo el mundo cree que te ayudan a crear músculo. Lo cierto es que, como se ha comentado en capítulos anteriores, si no haces ejercicio, el músculo no crecerá. Si además le sumas una buena alimentación a tu entreno, notarás un aumento o mejora de la composición de tu cuerpo más rápido. Y si justo en ese momento además de estos cambios, empiezas a tomar proteína en polvo, pues creerás que la magia de lo que ocurre en tu cuerpo es porque tomas los batidos que toman tus referentes. Y no, no es así. Es gracias a tu esfuerzo en los entrenamientos y a tu alimentación correctamente planificada que tu cuerpo ha empezado a responder. Los batidos de proteínas se pueden utilizar cuando no llegamos a las dosis de proteínas adecuadas mediante la alimentación, como un plus para facilitar la recuperación en caso de someternos a entrenos largos y seguidos, o para facilitar la ingesta de estas en personas inapetentes o con problemas para consumir las cantidades que corresponden con alimentos reales.

En la pirámide de la alimentación deportiva, los suplementos forman parte del pico, es decir, es a lo último a lo que hay que recurrir. Primero hay que revisar y estar completamente seguros de que la alimentación que consumimos es adecuada y que cumple con los requisitos y está perfectamente equilibrada. Y luego, vemos.

Más es menos, así que mejor asegúrate que tu aporte de nutrientes de manera natural es correcto, y luego decide si, en caso de no serlo, utilizar suplementos.

Vamos a ver qué suplementos funcionan, para qué y cuándo es recomendable tomarlos en el caso del Pole sport.

¡Atención! No compres cualquier suplemento. Asesórate bien, pues los suplementos suelen ser mezclas de ingredientes, algunos de ellos pueden dar positivo en dopaje. Por lo tanto, ¡cuidado con lo que compras!

Proteínas.

Hay muchos tipos de proteínas:

- Hidrolizadas: cadenas de proteínas rotas. Suelen tener muchos aditivos, sobre todo edulcorantes, porque no tienen buen sabor por este procesamiento.
- Aisladas: se obtiene por proceso químico y esto puede alterar su pH.
- Concentrado por coagulación: se obtiene sometiendo a altas temperaturas y las proteínas se desnaturalizan.

Como comentaba antes, no hay ninguna ventaja respecto entre tomar este tipo de proteínas y las que nos aportan de manera natural los alimentos.

Las de los alimentos son fáciles de tomar, más digestivas, saciantes y más sabrosas.

En caso de querer tomarlas en polvo, puedes hacerlo tomando un batido los días de entreno (además de tu alimentación normal, claro).

Creatina.

La creatina es uno de los suplementos que está dentro del rango de "seguros" (entre comillas porque se ha de tomar en las dosis adecuadas) y que sí que tiene beneficios demostrados.

La creatina es un compuesto formado por 3 aminoácidos: arginina, metionina y glicina. Recordad que los aminoácidos son las piezas que forman las proteínas.

El cuerpo crea un poco de esta creatina al día, pero no es capaz de aumentar su producción, por lo tanto, se puede valorar suplementar con estos aminoácidos.

Es una ayuda para uno de los sistemas energéticos que utiliza el cuerpo que se agota rápidamente: la fosfocreatina. Permite alargar un poco más los esfuerzos, y por lo tanto se traduce en más fuerza y mayor masa muscular.

La suplementación con creatina debe hacerse con una fase de carga durante entre 5 y 10 días, y una fase posterior de mantenimiento. No es necesario hacer descansos, aunque sí recomendable, para aumentar su efectividad.

Antioxidantes.

En este caso la primera recomendación es la misma: siempre en primer lugar revisaremos bien la dieta para asegurar que estamos consumiendo las vitaminas y antioxidantes necesarios para nuestra práctica deportiva con alimentos como frutas y verduras. Y en el caso de necesitar un aumento, podemos suplementar con antioxidantes, ¡pero jamás sustituir!

Omega 3.

El omega 3 es un ácido graso esencial: el cuerpo no lo genera por sí mismo. Tiene varios beneficios: es adecuado para el rendimiento físico y destaca también por su efecto antiinflamatorio.

Cuando hablamos de este ácido graso esencial, tenemos que tener en cuenta que debe estar en equilibrio con otro ácido graso con el que va de la mano: el omega 6.

El omega 3 y omega 6 se encuentran en alimentos de manera natural. La proporción adecuada entre estos dos ácidos grasos es de 1:4 de omega 3 a omega 6.

Los alimentos de mayor calidad contienen una proporción adecuada de estos dos ácidos grasos. Los alimentos de origen animal tienen proporciones diferentes si estos animales se han criado de manera libre y se han alimentado correctamente que los que no. Esto ocurre en carnes y huevo y pasa lo mismo con los pescados: los de piscifactoría tienen una peor proporción entre estos dos ácidos grasos versus los salvajes.

En caso de querer suplementar con omega 3, ¡busca un suplemento que tenga una buena proporción entre estos dos ácidos grasos!

BCAA's.

Los BCAA's suelen ser un suplemento muy recomendado en todo tipo de deportes. Son aminoácidos ramificados (de nuevo, algunas piezas de las que forman proteínas).

En este caso el consumo de BCAA's se recomienda post ejercicio, como recuperador. Si vamos a hacer un entreno muy intenso, es recomendable tomar 30 minutos antes y después del ejercicio, también.

Este suplemento sólo debe consumirse los días de entreno.

Glutamina.

Otro de los clásicos de ejercicios de intensidad y fuerza es la glutamina. Este es otro aminoácido, uno de los más abundantes del cuerpo.

La glutamina se absorbe mucho mejor junto con vitamina B6 (algunos suplementos de glutamina ya vienen con esta vitamina incorporada) y si se combina con zinc además se mejora su utilización.

Se recomienda en épocas de estrés físico y/o psíquico.

Está también recomendado en situaciones de desequilibrios intestinales, ya que es un regenerador intestinal. Para ello, se recomienda su consumo junto con magnesio para favorecer la recuperación intestinal y la relajación muscular general.

En situaciones normales, entrenos normales, estrés controlado, se recomienda consumir después del entreno, junto con los BCAA's para facilitar la recuperación.

Si estamos pasando por una época de máximo estrés, y además estamos entrenando mucho, es recomendable tomar glutamina por la mañana y por la noche.

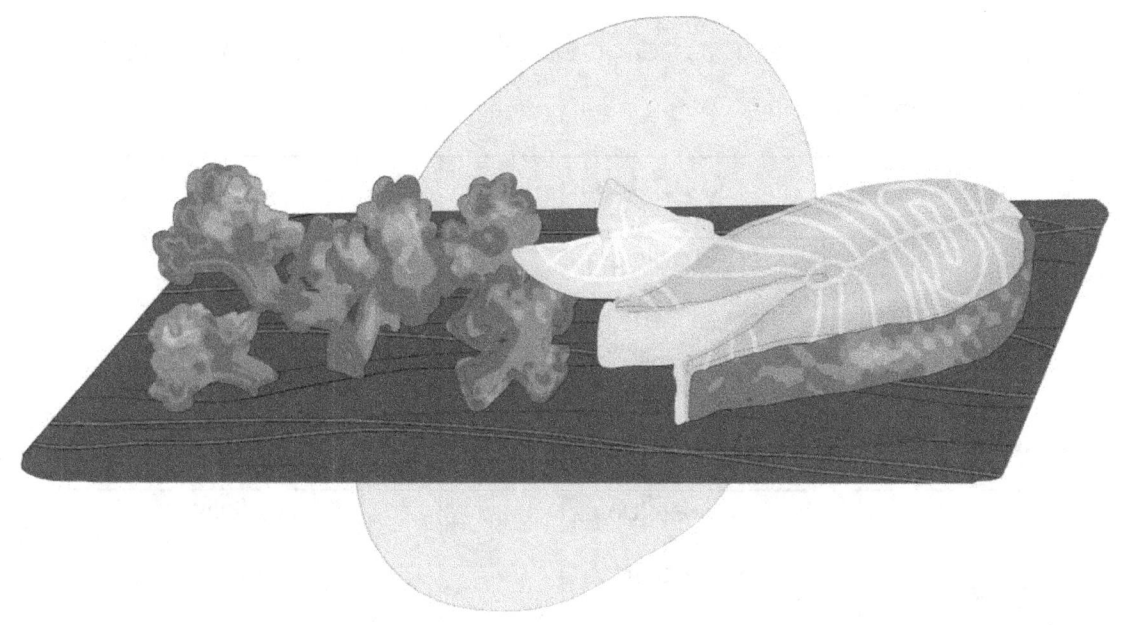

12 Propuestas de menús

Menú primera fase: preparación

Ejemplo menú semanal, comidas y cenas, por grupos de alimentos:

	Comida	Cena
Lunes	Ensalada Legumbres Arroz Lácteo	Verduras Patata Pescado Fruta
Martes	Verdura Pasta Carne blanca Fruta	Hortalizas Arroz Pescado Lácteo
Miércoles	Verdura Patata Huevo Fruta	Ensalada Pan o cereales Carne blanca Lácteo
Jueves	Verdura Legumbres	Ensalada Cereales

	Pescado Fruta	Huevo Lácteo
Viernes	Hortalizas Pasta Carne Lácteo	Ensalada Patata Pescado Fruta
Sábado	Verdura Legumbres Cereal Fruta	Ensalada Pan Queso Lácteo
Domingo	Hortalizas Arroz Carne blanca Fruta	Ensalada Patata Huevo Lácteo

Menú segunda fase: competición

A continuación, encontrarás dos ejemplos de menú diferentes para la segunda fase, competición. Estos menús están calculados para una dieta de 2000 kcal. Pero recuerda que el menú se debe adaptar a tus gustos, características y necesidades calóricas. ☺

Estos menús son orientativos. ¡Dale poder a tu imaginación en la cocina!

Ejemplo 1, menú de fase 2 de 2000 kcal.

Desayuno: Tortilla de 3 claras de huevo, 2 cucharadas de avena. 1 vaso de zumo de naranja natural. 1 café con leche semidesnatada.

Media mañana: bocadillo de pan de payés integral (36g) con 3 lonchas de pavo y 25g de queso tipo Burgos. Té o infusión.

Comida: Ensalada mixta (300g) con 4 nueces. 1 patata pequeña hervida y ¼ de muslo de pollo. 1 manzana mediana.

Merienda: Batido de plátano y fresa con 1 cucharada de copos de avena (300g)

Post entreno: 3 lonchas de jamón curado y un yogur desnatado natural.

Cena: Sopa de verduras (230g), 80g de arroz integral hervido y 120g de pescado azul. Un kiwi pequeño.

Ejemplo 2, menú de fase 2 de 2000 kcal.

Desayuno: 125ml de bebida de soja y 30g de cereales ricos en fibra. Té o infusión

Media mañana: 60g de pan de pasas, 30g de humus y 2 lonchas de jamón curado. Café solo

Comida: Ensalada de judías verdes con jamón (280g), 75g de cuscús hervido y solomillo de ternera (125g). 1 manzana pequeña

Merienda: 1 plátano pequeño y un yogur desnatado

Post entreno: 100g de arroz hervido con 100g de pollo y una cucharadita de miel.

Cena: 1 tortilla francesa de un huevo con 1 cucharada rasa de harina de avena (hacer una crepe para añadir lo siguiente) 2 boquerones y ensalada de pepino y tomate (280g)

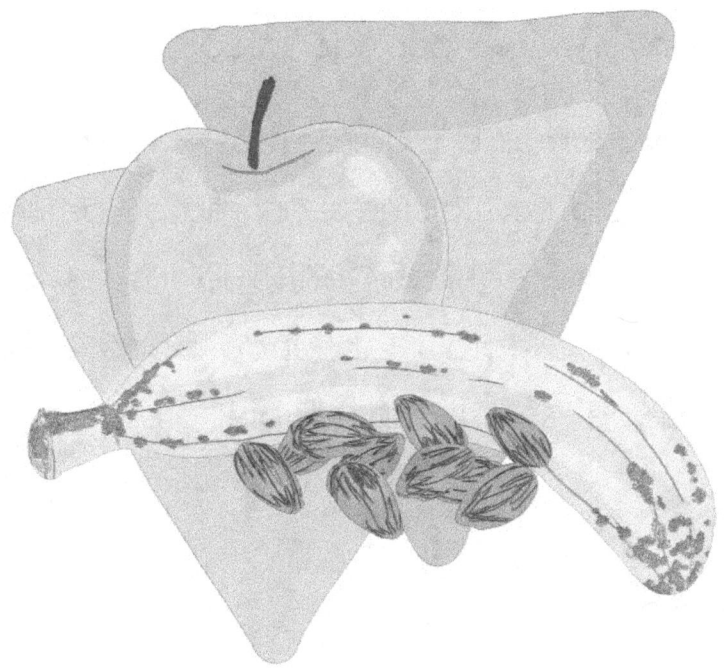

13 Qué comer los días de entreno

Propuestas de ingestas pre-entreno y post-entreno.

La gran duda eterna... ¿qué puedo comer cuando voy a entrenar? ¿Y cuando salgo?

Lo que vayamos a ingerir antes o después debe ir en consonancia con lo que se coma durante el día, para garantizar ese equilibrio entre todos los nutrientes necesarios. Pero para ir abriendo boca, aquí van unos ejemplos de "snacks" saludables pre y post entreno.

Pre-entreno

Procura hacer esta ingesta unos 45-60 minutos antes de ponerte a trepar.

- 1 barrita energética.
- Una tortilla de un huevo o un huevo duro.
- Tortitas de arroz con pavo o jamón
- Un batido de queso batido o bebida vegetal con fruta.

- Parfait de yogur: ¼ de yogur desnatado, con ¼ de taza de cereales sin azúcar y ¼ de taza de fruta.
- Café con proteína en polvo: mezcla una taza de café con tu proteína en polvo de chocolate.
- Manzana con mantequilla de cacahuete sin sal.
- Frutos secos con frutas desecadas mezclados.

Post-entreno

- Boniatos al horno con huevo
- Queso cottage con crudités
- Tortitas de proteína con plátano
- Barrita de proteína
- Atún o pollo con arroz
- Tostadas con tortilla de claras
- Manzana troceada con requesón
- Pan de pita y humus
- Muffins de verduras o frutas

¡Recuerda seguir bebiendo para reponer el líquido que has perdido durante la clase!

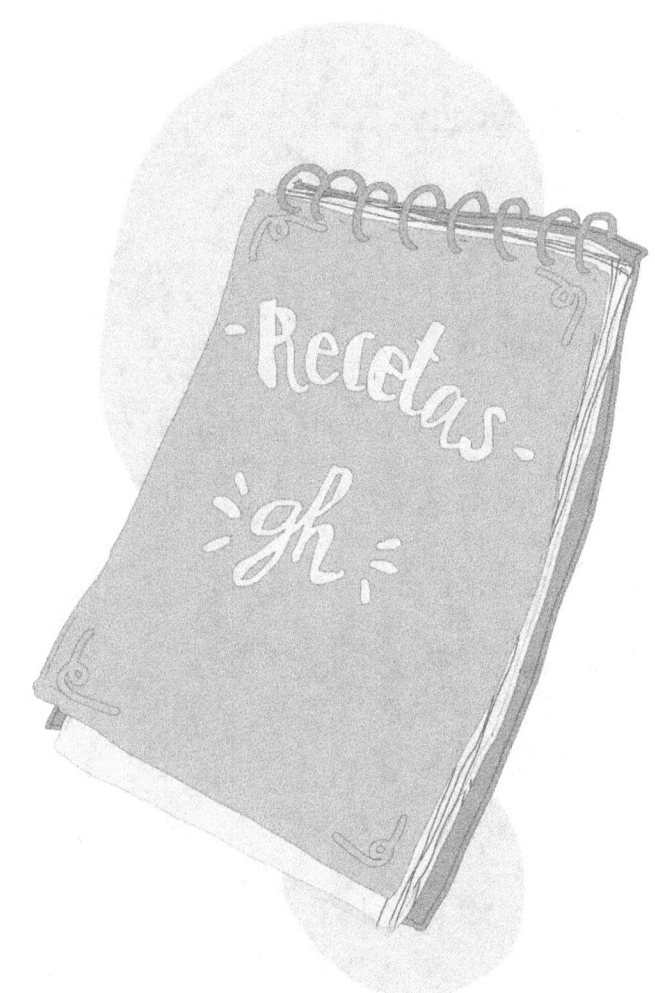

14 Unas recetitas...

Muffins de avena

Ingredientes para 10 unidades:

250g de plátano maduro

2 huevos

200g de harina de avena

25g de harina de garbanzos o de almendras

Media cucharadita de canela

Un poquito de ralladura de limón o naranja

Opcional: 2ml de esencia de vainilla

2 cucharaditas de levadura

Una pizca de sal

Pasas al gusto

Preparación:

Pon el horno a precalentar a 180°C. Prepara 10 cápsulas para muffins o magdalenas en una bandeja.

Chafa el plátano con un tenedor en un cuenco. Añádele los huevos, la ralladura de limón o naranja y la canela y remueve bien. Si le vas a poner esencia de vainilla, puedes echarla ahora.

Agrega la harina de avena y de garbanzos, la levadura y la sal. Rectifica con leche o bebida vegetal para obtener una masa líquida un poco densa.

Mezcla bien todo y añádele las pasas. Procura que queden bien repartidas.

Rellena los moldes hasta 2/3 partes con la masa y mételos en el horno durante unos 20-22 minutos. Puedes usar el truco del palillo: pincha un muffin y si al pincharlo sale limpio, ¡tus muffins ya están listos!

Déjalos enfriar y ¡disfrútalos! Si quieres, también puedes congelarlos individualmente.

Galletas de zanahoria

Ingredientes para 12 unidades:

100g de zanahoria

100g de queso rallado tipo parmesano

Especias al gusto

Preparación:

Mezcla en un cuenco los 100g de zanahoria rallada con los 100g de queso. Puedes añadirle las especias que quieras (orégano, por ejemplo).

Una vez tengas hecha la masa, haz bolitas para luego, sobre una bandeja con papel de horno ligeramente engrasado con aceite de oliva, chafarlas y darles forma de galleta.

Métalas en el horno durante 10 minutos.

Una vez hechas, deja que se enfríen completamente para poder despegarlas.

Tortitas de plátano

Ingredientes para 1 ración:

1 plátano maduro

2 claras de huevo

Preparación:

Machacamos el plátano con un tenedor, hasta obtener textura de papilla. Añadir las claras de huevo batidas y mezclar hasta obtener una masa homogénea.

En una sartén antiadherente echamos un poco de aceite de oliva virgen extra. Echamos la mezcla con un cucharon y esperar a que se despeguen los bordes para darle la vuelta. El fuego debe estar a potencia media.

Batido de yogur y frutas

Ingredientes para 1 ración:

1 yogur natural o edulcorado o de soja

4-5 fresas

Medio plátano

Un poco de leche o bebida vegetal

Opcional: proteína en polvo

Preparación:

Las frutas pueden ser las que queráis.

Para hacer el batido, pon en un vaso de batidora o trituradora el yogur, las fresas y el plátano. Si vas a añadir la proteína también puedes agregarla en este momento.

Para darle un poco más de textura líquida una vez batido (depende de la fruta que pongas no hará falta) puedes agregar un poco de leche o bebida vegetal.

Ensalada de legumbres

Ingredientes para 1 ración:

100g de garbanzos cocidos

150g de mézclum

4 tomates cherry

½ pepino

1 terrina de queso fresco 0%

50g de aguacate

1 cucharada sopera de maíz

15g de pasas

Curry

Pimienta y sal

Aceite de oliva virgen extra

Vinagre de Módena (u otro)

Preparación:

En un cuenco, coloca la mezcla de lechugas. Corta los tomates previamente lavados y colócalos encima. Trocea el pepino y el aguacate y distribúyelos por encima.

Corta el queso a dados y mézclalo con el resto de ingredientes junto con el maíz y las pasas. Por último, agrega los garbanzos cocidos.

Aliña al gusto y ¡a disfrutar!

Burritos proteicos

Ingredientes para 1 ración:

30 gr de harina de garbanzo

100 ml de agua

1 cdta de linaza molida (opcional)

1 cdta de aceite de oliva virgen

1 pizca de sal

Preparación

Empieza poniendo la harina, la sal, la linaza molida y el aceite de oliva en un cuenco y añade la mitad del agua. Mézclalo bien hasta que se forme una masa homogénea.

Añade el resto de agua y sigue mezclando.

Pon a calentar una sartén antiadherente a fuego medio, y pulveriza un poco de aceite.

Vierte la mezcla y extiéndela para que quede como las clásicas tortillas mejicanas.

Cocínala a fuego bajo y cuando esté cuajada, dale la vuelta para que se haga por el otro lado.

Cuando esté hecha, la puedes retirar y empezar a rellenar.

¿Con qué? Pues con un poco de lechuga, queso rallado, frijoles, tomate... ¡Lo admite todo!

Hamburguesas de lentejas (6 unidades)

Ingredientes:

400g de lentejas cocidas

40g de cebolla morada

35-50 gramos de copos de avena integral

1 cucharada sopera de aceite de oliva virgen extra

10g de salsa de soja

1 cucharada sopera de mezcla de especias (hierba limón, ajo en polvo, pimienta negra, pimentón, comino)

2 ramitas de perejil

1 poco de sal

Pan rallado

Aceite de oliva virgen extra

Preparación:

Escurre bien las lentejas cocidas, si son en conserva lávalas previamente.

Pela y pica la cebolla y añádelas en un vaso para triturar junto con las lentejas. Añade también los copos de avena. ¡No los eches todos! Depende de la textura que te vaya quedando podrás añadir más si lo consideras necesario.

Luego agrega el aceite de oliva virgen extra, la salsa de soja y las especias. Una vez lavado y picado el perejil, añádelo también.

Echa una pizca de sal y tritúralo todo para obtener una pasta. Si ves que no se puede modelar porque está demasiado "líquida", añade más copos de avena hasta que obtengas una masa que puedas moldear sin que se desmonte.

Mójate las manos con agua y divide la masa en porciones más o menos similares. Haz una bola con cada una de ellas y luego aplánalas. Rebózalas con el pan rallado.

Prepara una sartén antiadherente y ponla a calentar. Pulveriza aceite y cuando esté caliente, haz tus hamburguesas. Deja que se doren por fuera y ¡disfrútalas!

Fideos de arroz con salteado de tofu

<u>Ingredientes para 2 personas:</u>

120g de fideos de arroz

200g de tofu firme

1 pimiento rojo

1 trocito de jengibre fresco

15ml de salsa de soja

½ cucharadita curry molido

¼ cucharadita de ajo granulado

1 cucharadita de cúrcuma molida

Pimienta negra molida

Sal

Aceite de oliva virgen extra

Preparación:

En una sartén antiadherente, con un poco de aceite, dora el tofu (preparado escurrido) por todos lados. Cuando esté dorado, retíralo.

Pon los fideos de arroz a cocer en agua hirviendo con un poco de sal según el tiempo que indique el fabricante en el paquete. Una vez hechos, escúrrelos y enjuágalos con agua fría.

Ralla el jengibre y corta el pimiento en tiras finas.

En la sartén donde has preparado el tofu, saltea el pimiento y el jenjibre durante unos minutos. Añade la salsa de soja, y las difernetes especias. Prueba de sal y ajústalo a tu gusto. Déjalo rehogar durante unos 5 minutos. Una vez pasado este tiempo, añade el tofu y los fideos y dale algunas vueltas. ¡Y prepara un plato para servirlo, ya está listo!

Huevos frisanos

Ingredientes:

1 o 2 huevos.
Aceite de oliva virgen extra.

Preparación:

En una sartén antiadherente, echamos un poco de aceite. Cuando esté caliente, retiramos el exceso y cascamos el huevo. Lo dejamos ahí como un huevo frito, y lo tapamos con una tapadera. Bajamos el fuego a 3,5 o 4. Vigilar hasta que se haya cuajado la clara, y entonces retirar.

Pizza con base de coliflor (para 2 personas):

Ingredientes:

Para la masa:

500g de coliflor
2 huevos
50g de queso parmesano rallado
Sal

Para el topping propuesto:

Tomate natural rallado
Mozzarella rallada
Rúcula
Tomates cherry
Salmón fresco

Preparación:

Cuece la coliflor 5 minutos al vapor. Puedes hacerlo en el microondas.

Una vez pasado este tiempo, en una picadora o con la batidora de mano, tritura la coliflor junto con los huevos, el parmesano y la sal.

En una bandeja de horno, coloca papel vegetal, y sobre este, extiende la masa de la coliflor. ¡Dale la forma que quieras! Luego llévala al horno durante 20-25 minutos a unos 180ºC.

Cuando la saques del horno, extiende la salsa de tomate, el queso y los tomates cherry cortados en rodajas.

Mételo en el horno y cuando vayas a sacarlo, ponle el salmón y déjalo 3 o 4 minutos. Cuando lo saques, esparce la rúcula y ¡a disfrutar!

¿Quieres saber más?

La nutrición como ciencia que es, siempre está en constante evolución gracias a los, cada vez más, estudios que se realizan.

Para estar al día, puedes seguirme en mi Instagram @gh_nutricion donde puedes ver recetas y contenido que puede interesarte. En mi web también puedes encontrar el blog con artículos sobre nutrición y deporte (https://ghnutricion.com) ¡y preguntarme cualquier duda que tengas!

¡Cuelga tus menús equilibrados con el hashtag #polefood y etiquétame, para que todos los atletas de pole sport descubramos nuevas recetas!

¡Y sigue a @il.lustra en Instagram para no perderte ninguna creación de la fantástica ilustradora que le ha dado color a esta publicación!

¡Nos vemos! ☺

Bibliografía

Manuel Arasa Gil. Manual de nutrición deportiva. 1ª ed. Barcelona: Paidotribo; 2005.

L.Kathleen Mahan, Sylvia Escott-Stump, Janice L.Raymond. Krausse Dietoterapia. 13a ed. Barcelona: Elsevier; 2013.

Julio Basulto, Juanjo Cáceres. Comer y correr. 5ª ed. Barcelona: Penguin Random House Editorial; 2015.

Marta Garaulet. Los relojes de tu vida. 1ª ed. Barcelona: Espasa; 2017.

Varios Autores. El gran libro de los alimentos. Barcelona: Círculo de Lectores 2006.

Sarah Irvine, M.Sc., Emma Redding, Ph.D., and Sonia Rafferty, M.Sc. Dance Fitness. International Association for Dance Medicine and Science: 27 august 2011.

Jasmine Challis, Adrienne Stevens. Nutrition Resource Paper. International Association for Dance Medicine and Science: 2016.

Stacey Horton. Good nutrition for dancers. Safety and Health in Arts Production and Entertainment (SHAPE): 2006.

Academia Española de Dermatología y Venereología. ¿Qué alimentos son importantes para tener una piel saludable? Madrid; septiembre 2016.

Laura Bernard Asencio y Manuel Reig García-Galbis. Ingesta energética y de macronutrientes en mujeres atletas.Departamento de Enfermería, Facultad de Ciencias de la Salud: Universidad de Alicante; 2015.

Steven R. McGee, MD. Muscle Cramps. Arch Intern Med; 1990.

R.J.Maughan. Exercise-induced muscle cramp: a prospective biochemical study in marathon runners. Department of Environmental and Occupational Medicine, University Medical School, UK. Published online; 01 Feb 2008.

Chan P et al. Randomized, double-blind, placebo-controlled study of the safety and efficacy of vitamin B complex in the treatment of nocturnal leg cramps in elderly patients with hypertension. J Clin Pharmacol 1998; 38(12): 1151-4.

Bergeron, M. F. (2008). Muscle cramps during exercise-is it fatigue or electrolyte deficit? Current Sports Medicine Reports, 7(4), S50-S55.

Miller, K. C., Stone, M. S., Huxel, K. C., & Edwards, J. E. (2010). Exercise-Associated Muscle Cramps Causes, Treatment, and Prevention. Sports Health: A Multidisciplinary Approach, 2(4), 279-283.

Hoffman JR et al. Effect of protein supplement timing on strength, power and body compositional changes in experienced resistance trained man. Int J Sport Nutr Exerc Metab. April 2009; 19(2): 172-85.

Hoffman JR et al. Effect of protein intake of strength, body composition and endocrine changes in strength/power athletes. Journal of the international Society of Sports Nutrition. 2006. J Int Soc Sports Nutr . 2006; 3 (2): 12-18.

Verdjik LB et al. Protein supplementation before and after exercise does not further augment skeletal muscle hypertrophy after resistance training in ederly men. Am J Clin Nutr. 2009 Feb; 89 (2): 608-16.

Martínez-Sanz, J. M., Urdampilleta, A., & Mielgo-Ayuso, J. (2013). Necesidades energéticas, hídricas y nutricionales en el deporte. Motricidad,30 ,37-52.

C. Olivos, Dra A. Cuevas.M, Dra V. Álvarez V, Dr C. Jorquera A, Nut, Msc. Nutrición Para el Entrenamiento y la Competición. Revista Médica Clínica Las Condes. Volumen 23, Tema 3; MayO 2012.

Tenforde AS, Sayres LC, Sainani KL, Fredericson M. Evaluating the relationship of calcium and vitamin D in the prevention of stress fracture injuries in the young athlete: a review of the literature.PM R. Oct, 2010.

Biografía

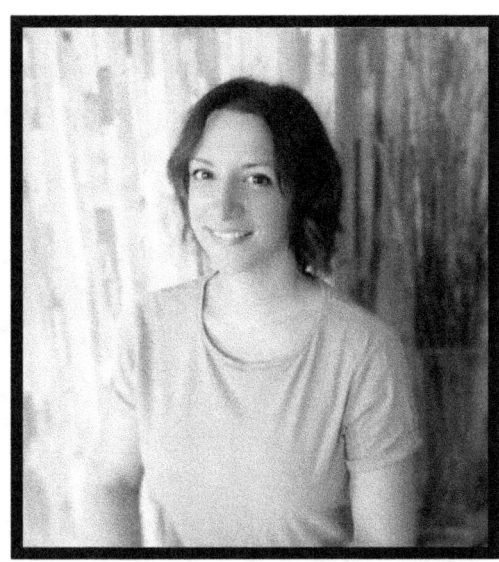

Georgina Hernando (Barcelona, 1983). Es dietista-nutricionista deportivo, colegiada, experta en coaching nutricional y especialista en nutrición clínica y deportiva vegetariana. Su experiencia en la educación nutricional y la consulta y su pasión por el Pole Sport han dado como fruto este libro. Con su publicación pretende dar a conocer a los atletas de pole sport la importancia de una buena alimentación para mejorar el rendimiento en esta disciplina deportiva.